잠자기 전 5분
흔들기 다이어트

PURUPURUFURUDAKE DIET TERAKADO TAKUMI NO GANSO KOTSUBAN INNER MUSCLE
ⓒ TAKUMI TERAKADO 2010
Originally published in Japan in 2010 by NITTO SHOIN HONSHA Co., Ltd.
Korean translation rights arranged through TOHAN CORPORATION, TOKYO.,
and SHINWON AGENCY CO., SEOUL

이 책의 한국어판 저작권은 신원에이전시를 통한
NITTO SHOIN HONSHA Co., Ltd.와의 독점 계약으로 도서출판 이아소에 있습니다.
저작권법에 의해 한국 내에서 보호를 받는 저작물이므로 무단전재와 무단복제를 금합니다.

잠자기 전 5분 흔들기 다이어트

초판 1쇄 인쇄_ 2011년 5월 4일
초판 1쇄 발행_ 2011년 5월 10일

지은이_ 데라카도 다쿠미
옮긴이_ 구현숙
펴낸이_ 명혜정
펴낸곳_ 도서출판 이아소

등록번호_ 제311-2004-00014호
등록일자_ 2004년 4월 22일
주소_ 121-850 서울시 마포구 성산동 591-4번지 대명비첸시티 1503호
전화_ (02)337-0446 팩스_ (02)337-0402

책값은 뒤표지에 있습니다.
ISBN 978-89-92131-45-2 13510

도서출판 이아소는 독자 여러분의 의견을 소중하게 생각합니다.
E-mail: iasobook@gmail.com

잠자기 전 5분 흔들기 다이어트

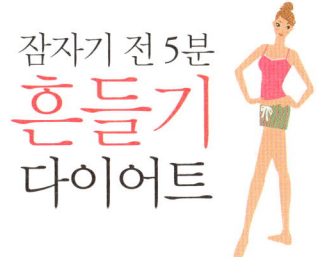

데라카도 다쿠미 지음 | 구현숙 옮김

프롤로그 **몸을 흔들기만 해도 다이어트가 된다!**

살찐 사람들은 흔히들 이런 말을 한다. "난 물만 마셔도 살찌는 체질이야." 영 틀린 말은 아니다. 똑같이 밥 한 공기를 먹어도 사람에 따라서 불어나는 뱃살의 양이 다르니 말이다.

그렇다면 살이 찌고 안 찌고는 정말 체질 탓일까? 그렇지는 않다.

문제는 바로 기초대사율이다. 기초대사율이란 섭취한 칼로리를 에너지로 바꾸는 능력을 말한다. 그러니까 기초대사율이 낮은 사람은 기초대사율이 높은 사람과 똑같은 양을 먹어도 에너지로 바꾸는 양이 적다. 남은 칼로리는 결국 지방으로 바뀌어 몸에 축적된다. 이 때문에 똑같은 양을 먹어도 더 쉽게 살이 찌게 된다.

진정한 다이어트란 기초대사율을 높여 충분히 먹어도 살찌지 않는 몸을 만드는 것이다. 밥은 안 먹고 닭가슴살에 야채만 먹는다거나 식욕을 억제해준다는 '특효약'으로 살을 빼는 것은 잘못된 방법이다.

그런 식으로 억지로 탄수화물을 제한하거나 식욕을 억제하면 체중은 줄지 모르지만 여러 가지 부작용이 생긴다. 피부는 탄력을 잃게 되고, 영양 부족으로 인해 골다공증이나 빈혈이 생기는 등 건강에 이상이 생긴다. 또 이미 알고 있듯이 요요현상으로 인해 더 쉽게 체중이 늘어나기도 쉽다.

건강하고 예쁜 몸매를 원한다면 다이어트에 대한 개념부터 바꿔야 한다. 다이어트의 본질은 체중을 줄이는 것이 아니라 체지방을 낮추는 것이다. 근육을 늘려 기초대사율이 높아지면 식사량을 억지로 줄이지 않아도 체지방은 자연히 낮아진다.

그렇지만 근육을 늘리는 일이 쉽지는 않다. 걷기나 수영 같은 유산소운동 말고 반드시 근력 운동을 해주어야 한다.

여러분들 중에도 헬스클럽에 등록하거나 운동기구를 집에 들여놓고 근력운동을 시도한 경험이 대부분 있을 것이다. 하지만 근력운동은 다른 운동보다 특히 더 지루해서 지속하기가 쉽지 않다. 또한 무리하게 운동을 하다가 관절에 부상을 입는 경우도 흔하다.

그래서 나는 '흔들흔들 운동'을 고안하게 되었다. 이 운동은 한마디로 누워서 긴장을 풀고 몸을 흔들어줌으로써 평소에 사용하지 않는 근육을 움직이는 운동이다. 이렇게 해서 몸에 무리를 주지 않고 기초대사율을 높일 수 있다.

본문에 나오는 운동 방법을 보면 알겠지만 30초 동안 누워서 가볍게 몸을 흔들기만 하면 된다. 방법은 아주 간단하고 쉽지만 그 효과는 매우 크다.

흔들흔들 운동은 시간에 상관없이 아무 때나 맨손으로 할 수 있다. 게다가 어떤 행동을 하기 전에 이 운동으로 몸을 풀면 기초대사가 향상되어 지방이 쉽게 연소된다. 이 상태에서 집안 청소만 잠깐 해도 연소율이 상승한다. 다만 아침과 저녁은 몸 상태가 다르므로 그에 맞추어 운동을 하는 것이 좋다. 골반과 견갑골은 아침에는 긴장하여 닫히고, 밤에는 긴장이 풀리면서 벌어지는 리듬을 갖고 있다. 본문에 자세한 설명이 나와 있으니 그 리듬에 거스르지 않도록 주의하기 바란다.

거듭되는 다이어트 실패로 좌절하고 있는가?
그렇다면 이제 희망을 가져도 좋다. 흔들흔들 운동은 대단한 결단이 필요한 것도 아니고 큰돈이 들어가는 것도 아니다. 우리 몸의 구조와 살이 찌는 원인에 대해 정확하게 이해하기만 하면 된다. 이 책에서 나는 최대한 간단하게 우리 몸에 살이 붙는 과정을 설명해놓았다.

그것을 이해하고, 매일 5분만 흔들흔들 운동을 실천하기 바란다. 아무리 몸을 움직이기 싫어하는 사람도 잠자리에 누워서 혹은 잠에서 깨어나 가볍게 몸을 흔드는 정도는 할 수 있을 것이다. 그 흔들림으로 숨어 있던 체지방 덩어리인 셀룰라이트가 분해되고 체지방이 연소된다.

자, 이제 흔들흔들 흔들기 다이어트와 함께 새로운 삶을 살기 바란다!

흔들흔들 선언!

흔들흔들 흔들기 다이어트
간단하게 할 수 있다! 꾸준히 할 수 있다!! 살을 뺄 수 있다!!!
이 3가지가 가능한 이유

1 마음만 먹으면 바로 할 수 있다!
기구를 사용하지 않기 때문에 어디에서든 가능하다

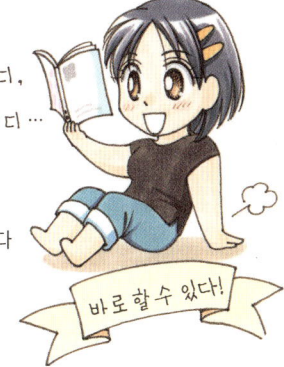

2 몸에 부담이 가지 않는다!
누워서도 할 수 있으므로 힘들게 애쓸 필요가 없다.

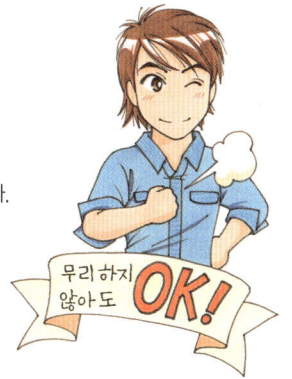

3 숨어 있는 지방까지 찾아준다!
눈에 보이는 부위에만 지방이 쌓이는 것은 아니다! '흔들흔들 흔들기 다이어트'로 숨겨진 지방을 확인할 수 있다.

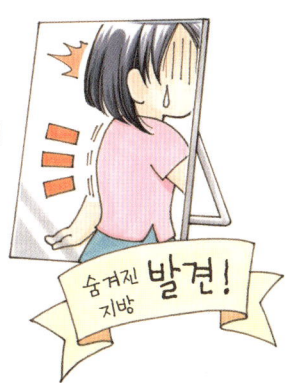

차례

프롤로그 몸을 흔들기만 해도 다이어트가 된다! …… 2
흔들흔들 선언! …… 4

제1장 하루 5분 예뻐지는 습관, 흔들기 다이어트

가슴은 나오고, 복부는 들어간 균형 잡힌 미인이 되자! …… 12
몸은 시선을 받을수록 더 예뻐진다 …… 14
다이어트를 방해하는 몇 가지 요인 …… 16

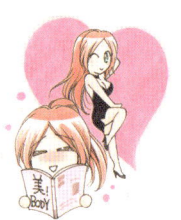

제2장 몸속에 숨어 있는 셀룰라이트를 찾아라

exercise 흔들흔들 진단 ① 팔·어깨 …… 20
exercise 흔들흔들 진단 ② 몸 & 하반신 …… 22
exercise 흔들흔들 진단 ③ 얼굴 …… 24
살을 빼려면 근육과 셀룰라이트의 관계를 알아야 한다 …… 26
몸을 흔드는 데에는 이유가 있다! …… 28
※ **column** 흔들리는 지방의 움직임은 푸딩과 같다!? …… 30

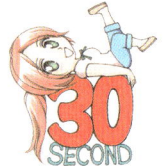

제3장 누워서 30초만 따라하면 달라진다! 흔들흔들 운동

누워서 하는 운동은 무엇이 좋은가 …… 32
exercise 누워서! 발로 흔들흔들 운동 …… 34
exercise 누워서! 팔로 흔들흔들 운동 …… 36
누워서 기초대사력을 높인다! …… 38
몸을 흔들면 뇌가 작동한다 …… 40
exercise 하체비만이 신경 쓰이는 사람을 위한 흔들흔들 운동 …… 42
exercise 아랫배가 나와 신경 쓰이는 사람을 위한 흔들흔들 운동 …… 44
exercise 팔의 늘어진 살이 고민인 사람을 위한 흔들흔들 운동 …… 46
exercise 목선과 어깨선이 신경 쓰이는 사람을 위한 흔들흔들 운동 …… 48
exercise 상쾌한 아침을 위한 흔들흔들 운동 …… 50

exercise 편안한 저녁을 위한 흔들흔들 운동 …… 52
운동 효과가 높은 시간은? …… 54
※ **column** 준비운동으로 알맞은 흔들흔들 운동 …… 56

제4장 내 몸의 지방 빼기, 아는 만큼 쉬워진다

근막, 근육보다 더 중요한 다이어트 키워드 …… 58
지방 제거, 잠들어 있는 근막을 깨우는 일부터! …… 60
근막은 서로 연결되어 있어 자극을 주면 함께 깨어난다 …… 62
셀룰라이트가 나쁜 진짜 이유 …… 64
보람 없는 근육트레이닝은 이제 그만 …… 66
exercise 언제 어디서나 바로 시작할 수 있는 흔들흔들 체조 …… 68
※ **column** 몸에서 힘을 빼는 것이 포인트! …… 72

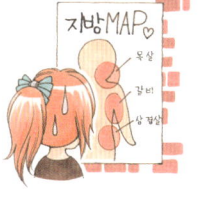

제5장 지방이 축적되지 않는 몸 만들기

배와 허리 주위에 지방이 쌓이는 이유 …… 74
운동선수와 임산부의 공통점 …… 76
관절 안쪽은 지방의 은신처 …… 78
튼튼한 골격은 다이어트의 기본! …… 80
※ **column** 뼈 때문에 살이 빠지기도 하고 찌기도 한다 …… 82

제6장 흔들어서 바로잡는다! 서서 할 수 있는 골반 체조

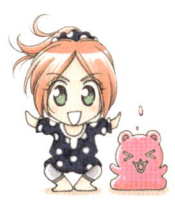

exercise 서서 할 수 있는 골반 닫기 체크! …… 84
exercise 서서 할 수 있는 골반 열기 체크! …… 86
exercise '열린 유형'을 위한 골반 체조 …… 88
exercise '닫힌 유형'을 위한 골반 체조 …… 90
exercise 골반 주위 근육을 단련한다 엄지발가락 부딪치기 체조 …… 92
exercise 등의 굴곡라인을 살려준다 등 스트레칭 …… 94

exercise 허리 살을 잡아준다 다리 올려 비틀기 …… 96
exercise 팔의 라인을 아름답게 만든다 팔세우기 …… 98
※ **column** 남자에게도 골반은 대단히 중요하다! …… 100

제7장 골반이 비뚤어지면 살이 빠지지 않는다

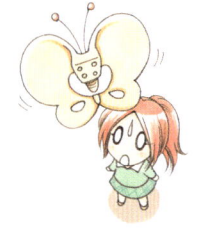

골반을 깨우자 …… 102
골반이 틀어지는 이유 …… 104
골반이 '열린 유형' 이면 어떻게 되는 걸까? …… 108
골반이 '닫힌 유형' 이면 어떻게 되는 걸까? …… 110
골반 + 견갑골의 개폐동작이 원활해야 한다! …… 110
exercise 견갑골 열고 닫는 자세 …… 112
exercise 골반 + 견갑골 열고 닫는 자세 …… 114
※ **column** 스트레스는 다이어트의 적이다 …… 116

제8장 일상생활 속에서 볼륨 있는 몸매 가꾸기

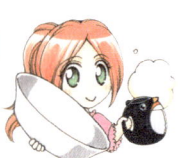

식사할 때 주의 사항 …… 118
속옷 선택할 때 주의사항 …… 120
건강과 다이어트에 좋은 입욕법 ① …… 122
건강과 다이어트에 좋은 입욕법 ② …… 124

에필로그 잠자기 전 5분 '흔들기 다이어트' 로 예뻐지자! …… 127

하루 5분 예뻐지는 습관,
흔들기 다이어트

단순히 '살을 빼고 싶다'는 바람으로 다이어트를 해서는
아름다운 바디라인을 얻을 수 없다.
우리 몸 중에서 나올 부위는 나오고 들어갈 부위는
들어가 줘야 진정으로 아름다운 몸매라고 할 수 있다!
다이어트에 대한 인식을 살을 빼는 다이어트에서
몸매를 아름답게 만드는 다이어트로 바꿔야 한다.
우선은 여러분이 각자 목표로 삼고 있는 이상적인 몸매를
정확히 떠올려보기로 하자!

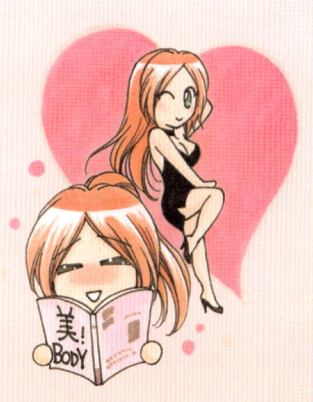

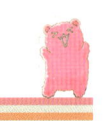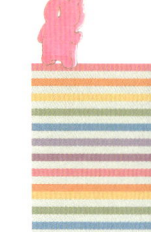

가슴은 나오고, 복부는 들어간 균형 잡힌 미인이 되자!

♥ **날씬하게! 볼륨 있는 몸매로 호감도를 높인다!!**

살만 빼서는 매력 있는 몸매를 만들 수 없다. 다이어트를 해서 무리하게 몸무게를 줄이면 볼륨감이 있어야 할 부위에도 살이 빠져 오히려 매력이 반감된다.

안타깝게도 여성들 중에는 아직도 '날씬한 몸'에 대해 오해하고 있는 사람들이 꽤 있다. 그 사람들은 패션쇼 무대에서 워킹하는 모델들처럼 깡마른 몸을 이상적인 몸매로 생각한다.

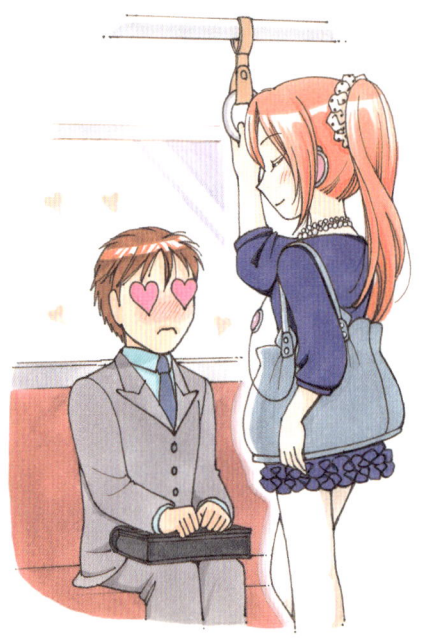

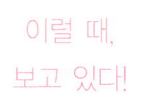

이럴 때, 보고 있다!

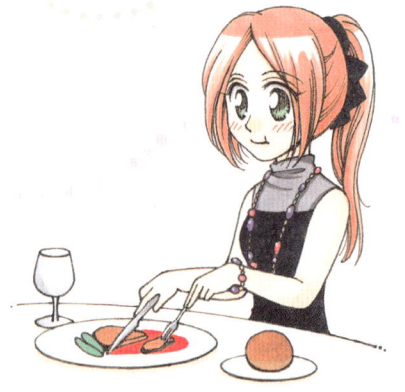

이제 이런 낡은 생각은 잊어주기 바란다. 매력적이고 예쁜 몸은 볼륨감 있고 탄탄한 몸이다. S라인 몸매가 되려면 체중을 줄일 것이 아니라 볼륨감이 살아나야 가능하다.
다행히 최근에는 여자 연예인을 바라보는 시선도 많이 달라졌다. 전에는 가냘프고 비쩍 마른 이들이 선망의 대상이었다면 이제는 탄력 있고 건강한 몸매를 선호하는 분위기다.
자, 이제 당신 차례다. 여성스러운 몸매로 변신해 세상의 시선을 한몸에 받아보자.
그러기 위해서는 먼저 당신 자신을 믿어야 한다. 지금 체중이 얼마든, 하체 비만이 심하든 아무 상관없다. 운동을 죽기보다 싫어하고, 식탐에 무릎 꿇고 마는 의지박약형 인간이어도 괜찮다.
우선 당신이 닮고 싶은 S라인 몸매의 연예인 사진을 한 장 구하는 일부터 시작하자. 그 사진을 매일 볼 수 있도록 냉장고 문이나 거울에 붙여둔다. 오며 가며 그 사진을 볼 때마다 살짝 미소를 지으며 이렇게 말한다. "나는 예뻐질 수 있다!"
롤모델의 사진 한 장과 이 책이 있다면, 모든 준비가 끝났다.
지금부터 한 장 한 장 책장을 넘기면서 간단한 설명과 함께 흔들흔들 운동방법을 하루 5분씩 따라 하기만 하면 된다.
당신은 곧 놀라운 변화를 경험할 것이다!

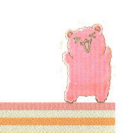
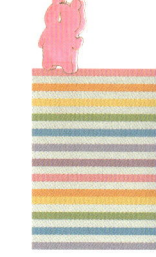

몸은 시선을 받을수록 더 예뻐진다

♥ 남자들의 시선을 즐기자

남자들에게 물었다. "여자를 볼 때 가장 먼저 시선이 가는 곳은?"
이 질문에 모든 남자들이 "다리."라고 대답했다. 곧게 뻗은 날씬한 다리를 보면 시선을 뗄 수가 없다고 한다.

혹시 굵은 종아리 때문에 바지만 고수하고 있는가? 나를 찾아온 한 여성은 종아리가 굵다는 이유로 긴 치마를 입고 있었다. 종아리에 알통이 있기는 했지만 다리가 곧고 밉지 않았다. 나는 당장 짧은 치마를 구해 입어보게 했다. 실제보다 훨씬 나이 들어 보이는 타입이었는데, 치마 길이가 짧아지자 10년은 젊어 보였다. 그 뒤로 그 여성은 하루가 다르게 예뻐지고 자신감이 넘쳐났다.

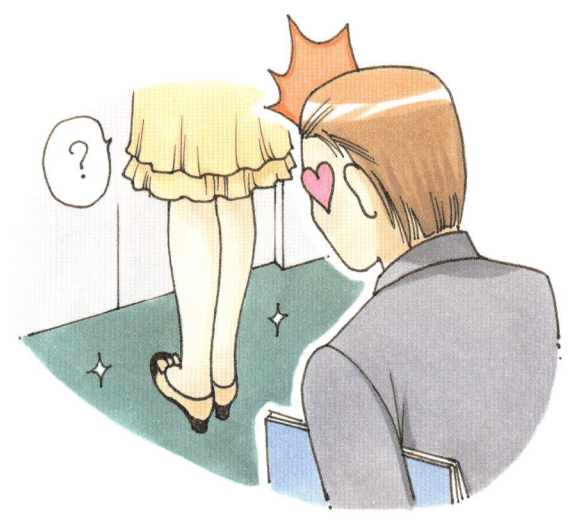

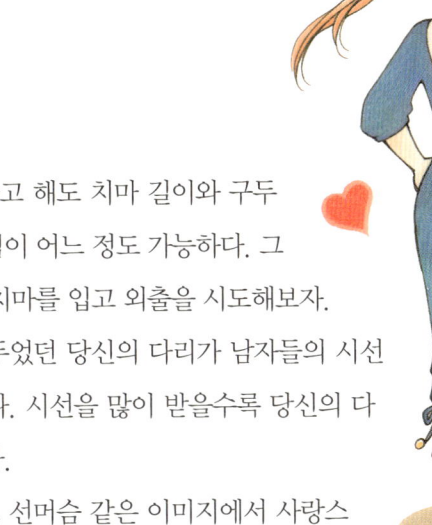

하체가 다소 튼실하다고 해도 치마 길이와 구두를 잘 선택하면 눈속임이 어느 정도 가능하다. 그러니 바지 대신 짧은 치마를 입고 외출을 시도해보자. 바지 속에 꽁꽁 숨겨두었던 당신의 다리가 남자들의 시선을 받기 시작할 것이다. 시선을 많이 받을수록 당신의 다리는 점점 더 예뻐진다.

다리만 살짝 드러내도 선머슴 같은 이미지에서 사랑스럽고 매력 있는 여자로 변신할 수 있다.

여기서 잠깐! 남자들의 시선이 머무는 다리는 새 다리처럼 가느다란 다리가 아니다. 탄력 있고 매끈한 다리가 남자들의 시선을 사로잡는다는 사실을 기억하기 바란다.

매끈한 다리는 체중을 줄이는 것으로 만들어지지 않는다. 흔들흔들 운동으로 체지방을 분해하고 근육을 강화할 때 진정한 다리 미인이 될 수 있다.

하루 5분 흔들흔들 운동으로 아름다운 뒤태를 만들어보자. 당신의 뒷모습에 뭇 남성들의 가슴이 두근거릴 것이다.

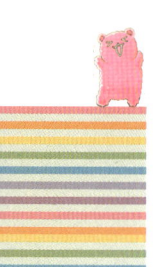 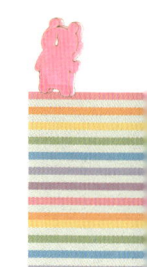

다이어트를 방해하는 몇 가지 요인

♥ 일상생활 속에 숨어 있는 체형을 망가뜨리는 수많은 원인들

인간은 본디 일상생활 속에서 '서다', '앉다', '걷다', '달리다' 라는 기본적인 동작으로 육체의 각 기관을 복합적으로 움직이게 하고, 그 과정을 통해 자연스럽게 신체를 단련시켰다. 그러나 현대에는 생활이 편리해지면서 몸을 이용하여 움직이는 일이 줄어들었다. 교통수단의 발달로 걸을 기회도 크게 줄었으며, 집안 살림 역시 가전제품이 등장하면서 집에서 몸을 움직일 기회가 줄었다.

대신에 요즘은 집에서 컴퓨터 사용 시간이 늘면서 자연스럽게 책상에 앉아 있는 시간이 늘었다. 뿐만 아니라 회사에서도 업무를 처리하려면 당연히 오랜 시간 책상에 앉아 있어야 한다. 이와 같은 생활의 변화로 우리의 근육은 쇠약해지고, 칼로리의 섭취는 증가해도 그 칼로리를 소비할 기회는 점점 줄고 있다. 그 외에도 관절이 굳어지면서 움직이는 범위의 제한되어 골격이 비뚤어지기도 하고, 불규칙적인 생활로 신체 본연의 리듬을 잃어버림으로써 몸의 상태가 나빠지거나 몸무게가 늘기도 한다.

그러므로 다이어트를 시작하기 전에 반드시 본인의 생활방식을 재점검해보기 바란다.

1 자세 체크!
① 다리를 꼬고 앉는다.
② 새우등처럼 등을 구부린 상태에서 일한다.
③ 옆으로 누워서 잔다.
➡ · 골반이 틀어져서 몸속 상태가 좋지 못하다.
 · 근육 안쪽에서 골격을 잡아주는 내부 근육인 이너 머슬(inner muscle)이 쇠약해지고 지방이 쌓인다.

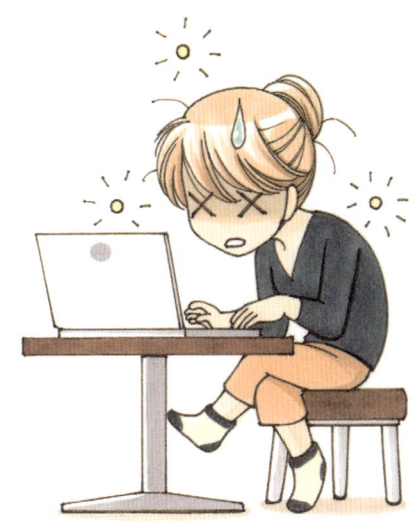

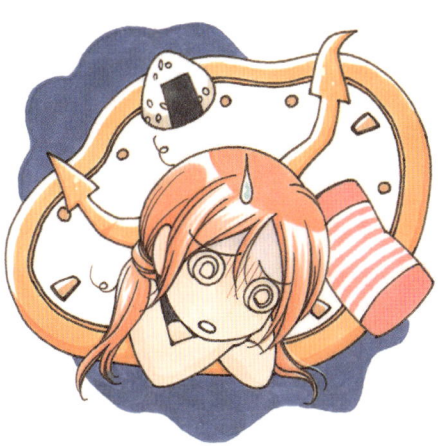

2 생활습관 체크!
① 식사시간이 불규칙하다.
② 수면시간이 부족하다.
③ 운동부족
➡ · 장의 흡수가 원활하지 못하다.
 · 근력이 쇠약해져서 신진대사가 활발하지 못하다.

3 기분 체크!
① 연애사업 휴업 중
② 학교나 회사 일로 스트레스를 받고 있다.
③ 패션이나 멋을 내는 데 흥미가 없다.
➡ · 본인의 체형을 인식하지 못하고 있다.

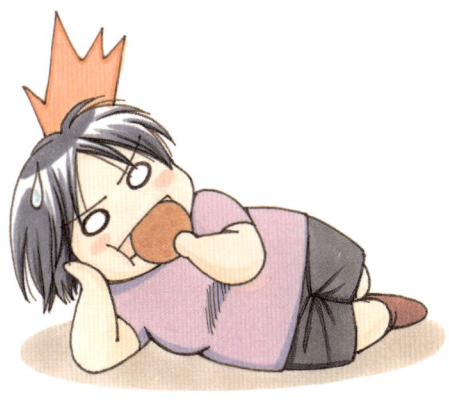

➡ 체크를 마친 사람은……

매력적인 S라인 몸매를 갖고 싶다면
'흔들흔들 흔들기 다이어트'를
지금 당장 따라 해보자!

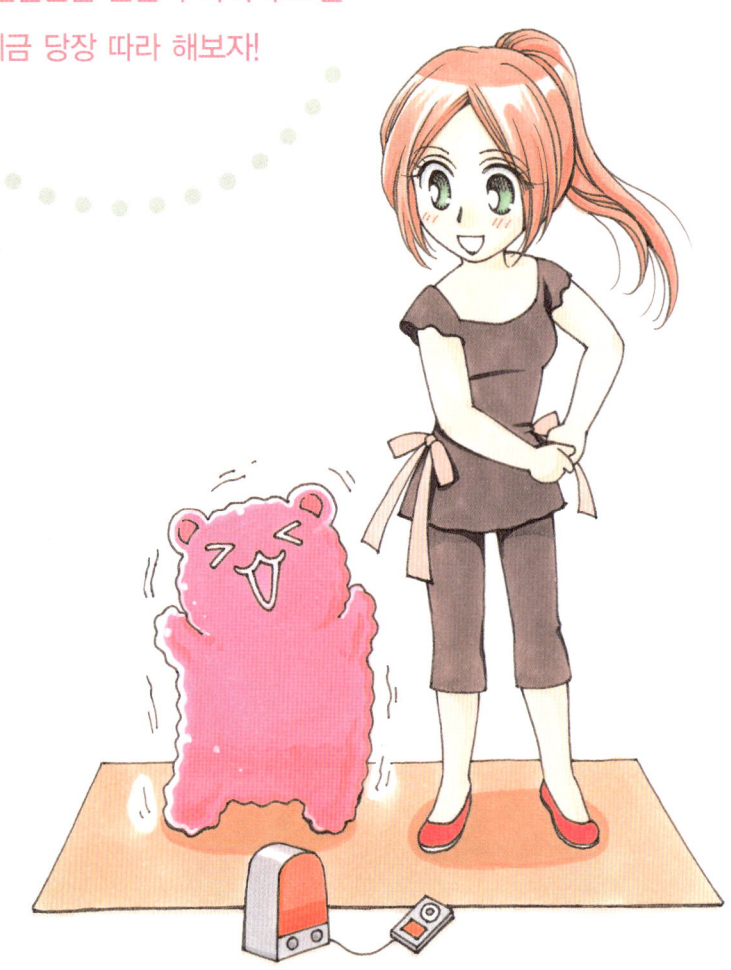

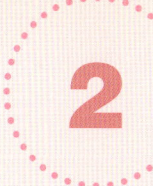

몸속에 숨어 있는
셀룰라이트를 찾아라

몸무게는 체중계로 금방 잴 수 있지만,
몸 안에 있는 지방은 측정하기 어렵기 때문에
얼마나 쌓여 있는지 알기가 어렵다.
몸을 움직이는 간단한 동작만으로
숨겨진 셀룰라이트를 바로 파악할 수 있는
'흔들흔들 진단'으로 당신의 몸 안에 있는
지방을 확인해보자!

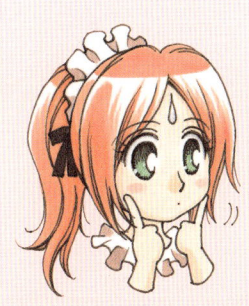

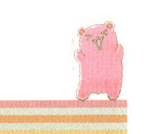
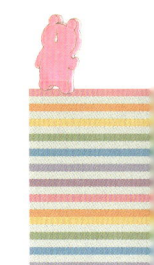

exercise

흔들흔들 진단 ① 팔·어깨

두 팔과 어깨 주위 흔들흔들 영역 체크!

단 5초만 흔들면, 평상시 신경 쓰였던 두 팔의 늘어짐뿐만 아니라 평소 간과하기 쉬운 어깨 주위까지 지방과 셀룰라이트가 있는 곳을 몸에 기억시켜 준다.

1
팔을 수직으로 늘어뜨린다
두 발을 벌리고, 상체를 가볍게 숙인 상태에서 팔의 힘을 빼고 축 늘어뜨린다.

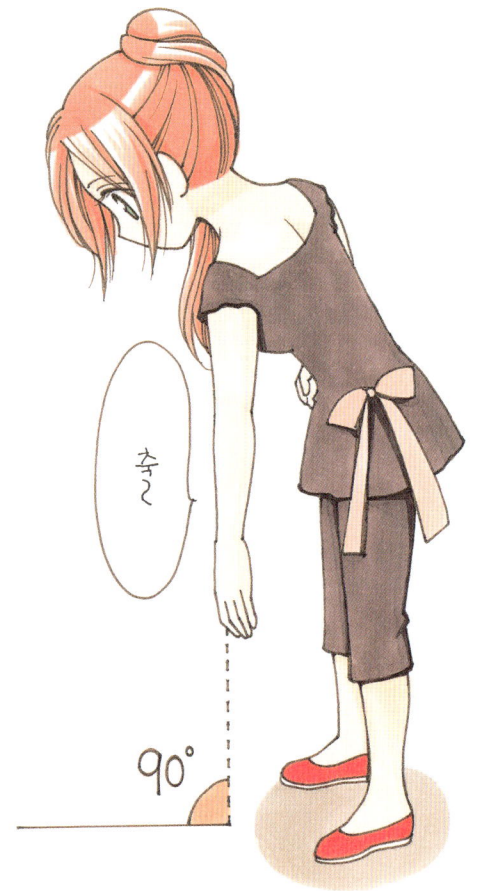

2
손바닥을 좌우로 흔든다
팔에서 힘을 뺀 채로 손바닥을 약간 들어올린 뒤, 지면을 향해서 인사할 때 손을 흔들 듯이 5초 동안 흔든다.

3
좌우, 한쪽씩 실시한다

NG
몸에 힘이 들어가서 팔을 들어올리지 않도록 주의한다!

POINT
이 자가진단은 두 팔 운동에도 사용된다.

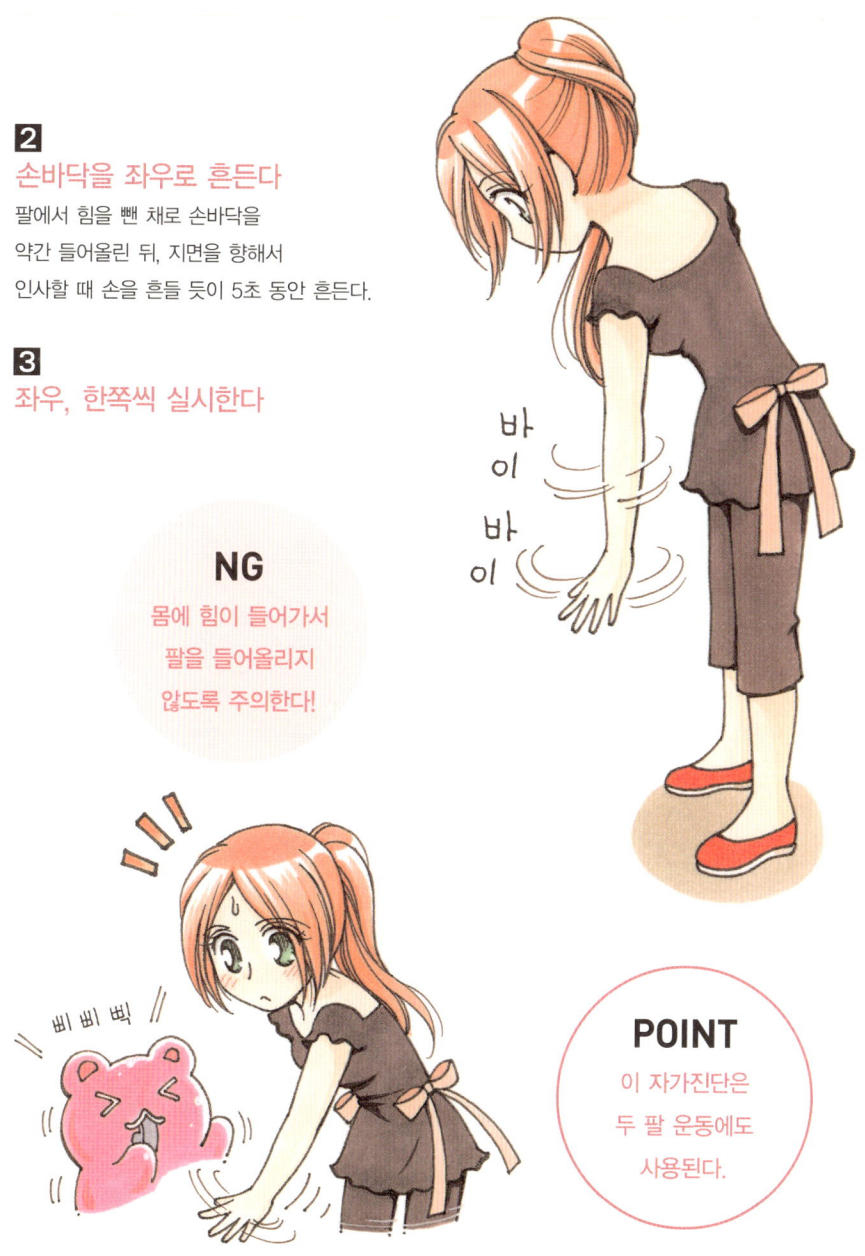

판정 ➡ 두 팔이나 겨드랑이와 가슴 사이, 어깨 뒷부분 등, 크게 흔들리는 부위가 셀룰라이트가 있는 곳이다. 흔들리는 정도는 사람에 따라 다르다.

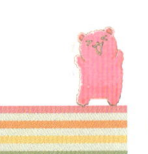
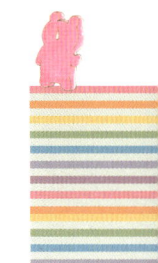

exercise

흔들흔들 진단 ② 몸 & 하반신

배와 엉덩이를 비롯한 하반신 흔들흔들 영역 체크!

우리 몸 중에서 누가 뭐라 해도 군살이 가장 신경 쓰이는 부위는 배이다. 하반신 중에서도 엉덩이와 대퇴부가 연결되는 부위 등 흔들리는 부위가 많을 것이다.

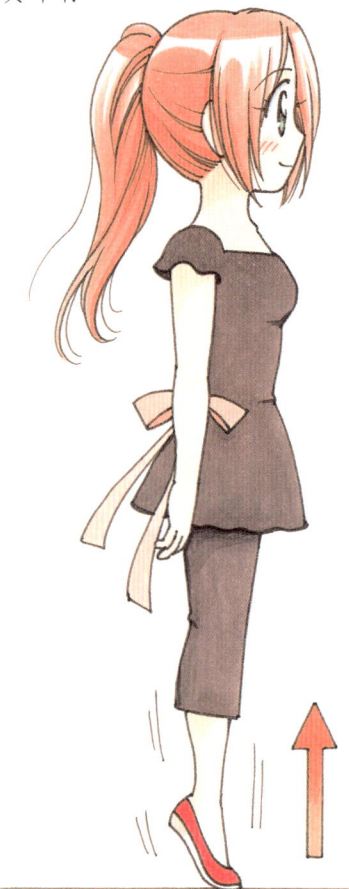

1 똑바로 선 자세에서 발뒤꿈치를 들어올린다

허리를 펴고 양발을 어깨 너비로 벌린 다음, 올릴 수 있는 한계까지 발뒤꿈치를 힘껏 들어올린 상태에서 발끝으로 선다.

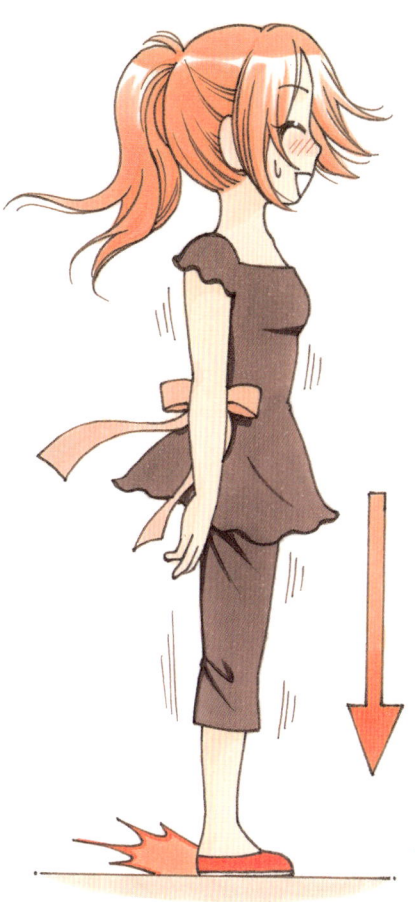

2 한번에 발뒤꿈치를 떨어뜨린다

온몸의 긴장을 푼 상태에서 힘이 들어가 있는 발끝의 힘을 한번에 뺀다. 발뒤꿈치가 지면에 닿을 때 '쿵'하고 소리가 날 정도로 순간적으로 힘을 빼야 한다.

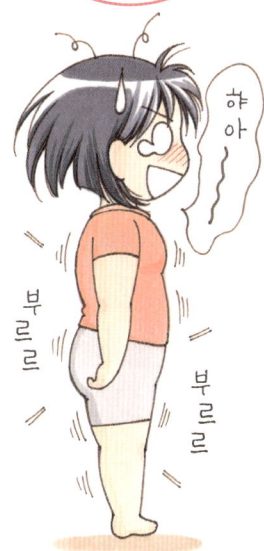

POINT
거울 앞에서 실시하면 흔들리는 상태를 더욱 잘 파악할 수 있다.

판정 ➡ 배와 엉덩이, 대퇴부의 앞과 뒤같이 크게 흔들리는 부분이 셀룰라이트가 있는 곳이다. 흔들리는 부위는 사람에 따라 다르다. 좌우로 움직여서 흔들림을 확인할 수 없는 경우에는 위아래로 움직여서 판별할 수 있다.

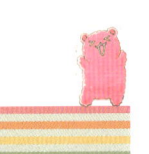
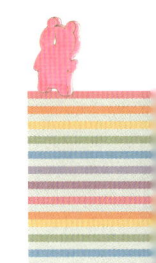

exercise

흔들흔들 진단 ③ 얼굴

얼굴의 흔들흔들 영역 체크!

턱 주위와 볼에 지방이 붙으면 얼굴이 커 보인다. 씨름 선수만 얼굴에 살이 붙는 것은 아니다. 얼굴이 몸의 다른 부위에 비해 변화가 적다고 해서 군살을 그대로 내버려두면 나중에 돌이킬 수 없는 골칫거리가 될 수도 있다.

1 상체를 숙인다

두 발을 어깨 너비로 벌리고
허리를 구부려 상체를 깊이 숙인다.

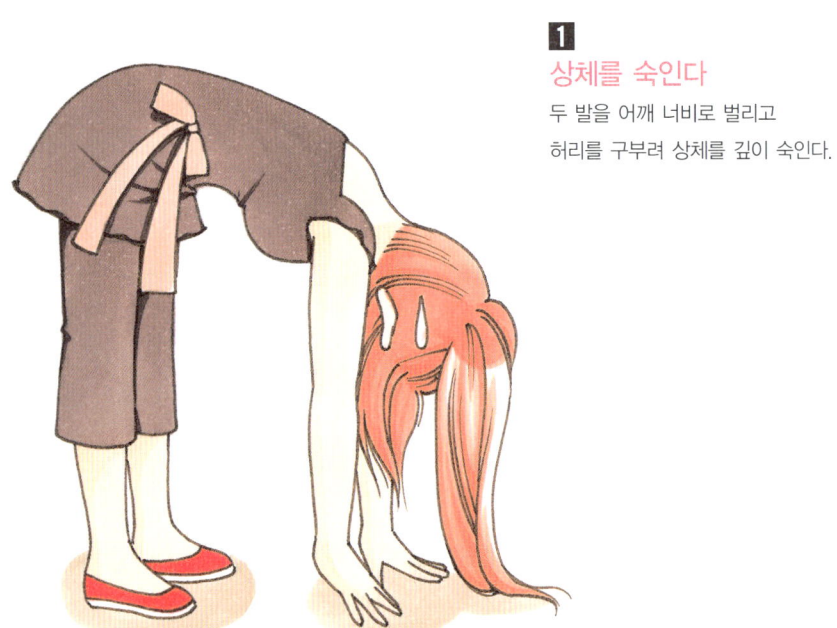

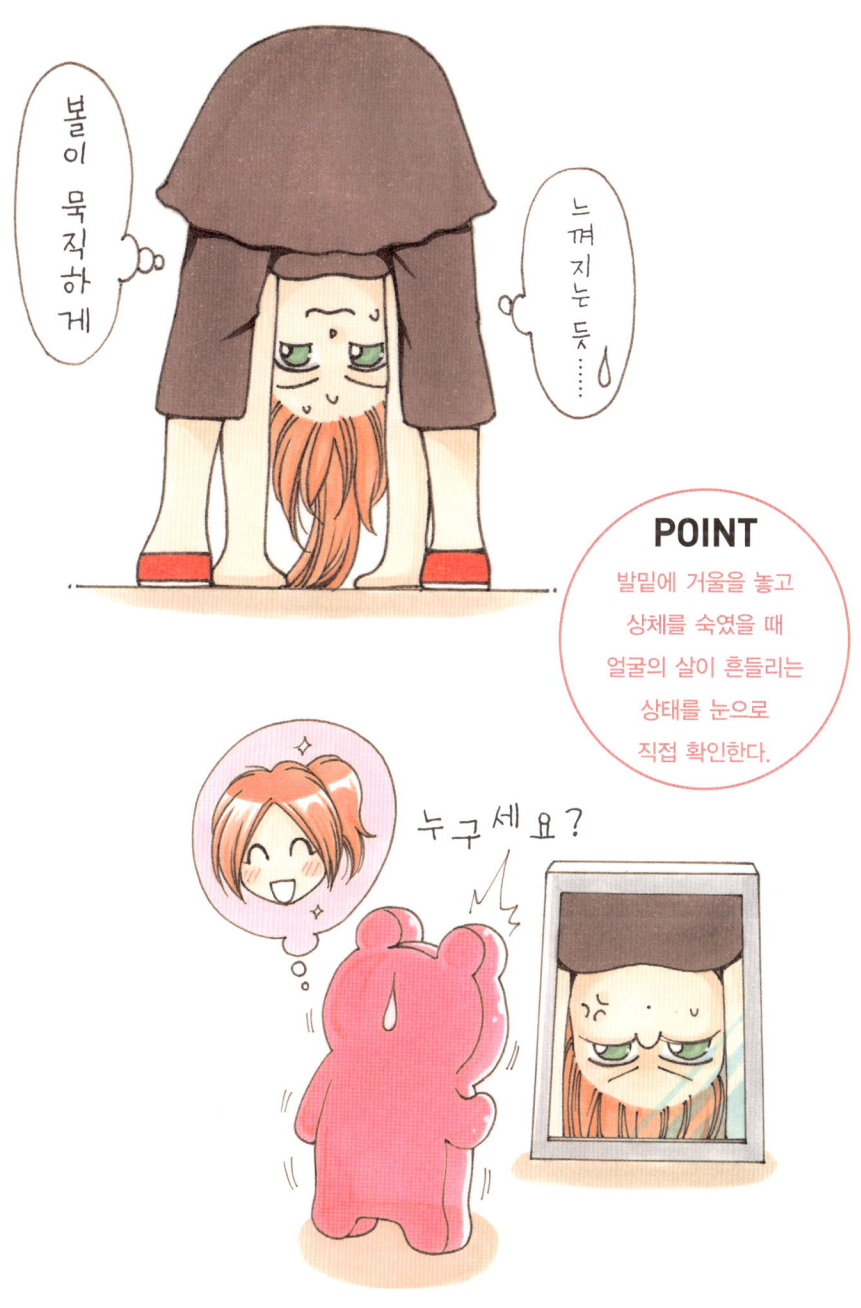

판정 ➡ 상체를 숙이고 얼굴을 확인했을 때, 느껴지는 얼굴살의 위화감이 클수록 군살이 많이 붙은 것이라고 할 수 있다.

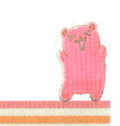
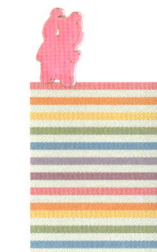

살을 빼려면 근육과 셀룰라이트의 관계를 알아야 한다

♥ **셀룰라이트 자각에 대한 비밀은 '근막'에 있다!**

다이어트할 때 매우 귀찮은 존재가 바로 셀룰라이트이다. 셀룰라이트는 노폐물이 섞인 지방을 말한다. 근육이 경직되어 에너지대사가 나빠지면 근육에 셀룰라이트가 붙게 된다. 이 셀룰라이트는 신경층이 없기 때문에 몸의 다른 기관과 연계되어 있지 않다. 그래서 근육에 셀룰라이트가 생겨도 근육은 어떤 반응이나 대처도 하지 않는다. 근육을 아무리 단련해도 셀룰라이트가 한번 붙으면 좀처럼 사라지지 않는 것은 그 때문이다.

'흔들흔들 흔들기 다이어트'는 먼저 몸이 셀룰라이트의 존재를 자각하게 한 뒤에, 그 아래에 있는 근육을 깨우는 것이다. 몸을 흔들면 근육과 셀룰라이트는 지진의 지각판과 같이 반대 벡터로 움직인다. 그 움직임을 통해 근육을 감싸고 있는 '근막'은 자극을 받게 되고, 근막과 근육 사이에 있는 셀룰라이트의 존재를 인식하여 그 '위화감'을 뇌에 전달한다.

본격적으로 다이어트를 시작하기 전에 '흔들흔들 진단'으로 셀룰라이트가 어디에 붙어 있는지 알아두기 바란다.

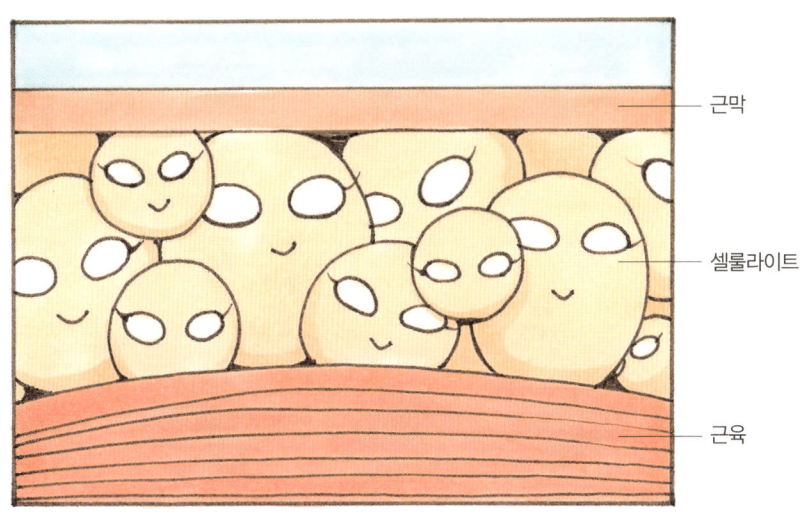

근막

셀룰라이트

근육

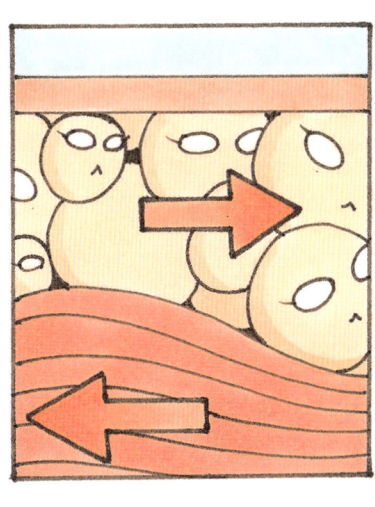
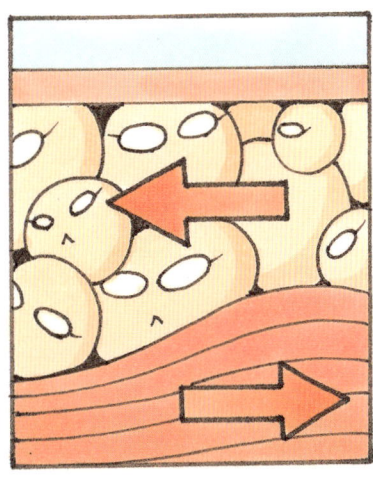

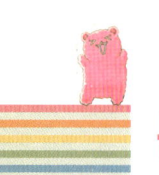

몸을 흔드는 데는 이유가 있다!

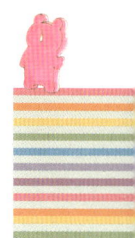

♥ 체지방의 수치를 몸의 감각으로 기억하는 것이 중요하다

우리 신체에는 지방이 반드시 붙어 있다. 몸의 여러 부위 중에서 특히 지방이 붙기 쉬운 곳이 있는데, 그런 부위는 일상적인 동작을 할 때는 사용하지 않기 때문에 미처 깨닫지 못하거나, 일상생활을 하는 데 전혀 지장을 주지 않기 때문에 신경쓰지 않는 경우가 많다.

'흔들흔들 진단'으로 일상적인 동작 이외의 다른 동작을 실시하여 자신의 몸에서 어느 부위의 살이 늘어져 있는지 확인하자. 아마도 몸에 있는 군살이 흔들리는 모습을 보면 충격을 받을 것이다. 자신의 군살을 보고 싶어 하는 사람은 아무도 없다. 그래서 흔들리지 않게 보디슈트를 입어 고정하거나, 한 사이즈 큰 옷으로 몸의 군살을 가리기도 한다. 그러나 그렇게 계속 외면하면 오히려 지방이 쌓여서 역효과가 생긴다.

요즈음 나오는 체중계에는 '체지방'을 잴 수 있는 제품이 많다. 하지만 몸 전체의 체지방 수치를 알아도 몸 어디에 얼마나 체지방이 붙어 있는지는 모르는 경우가 대부분이다. 그러므로 여러분은 지방이 있는 곳을 몸으로 느끼고 기억하기 바란다.

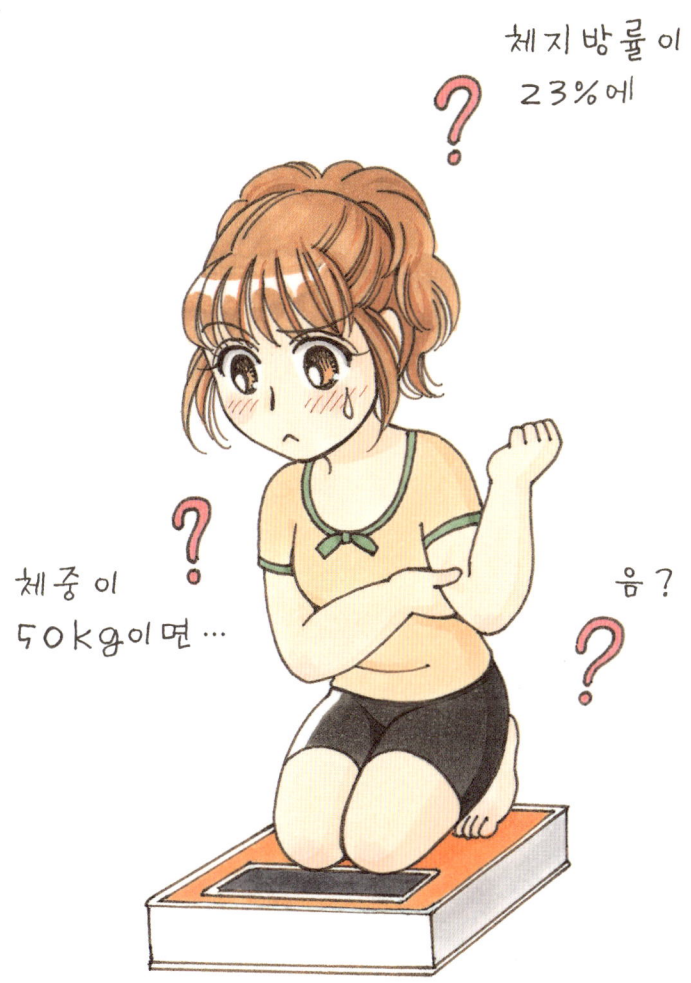

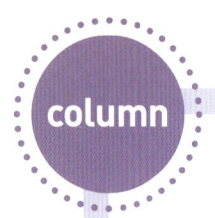

흔들리는 지방의 움직임은 푸딩과 같다!?

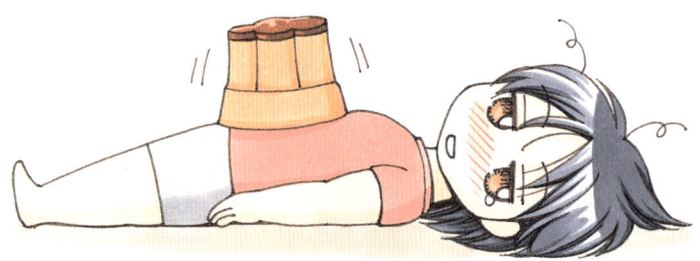

몸 여기저기에 쌓인 지방을 자각하기 위해 몸을 흔드는 것에 대해서는 푸딩을 떠올리면 이해하기 쉽다. 컵이나 접시에 푸딩을 꺼내 놓고, 접시를 흔들면 말랑말랑한 푸딩이 흐물거리는 상태가 되듯이, 근육이나 골격이라는 접시를 흔들면 푸딩 대신 지방이 말랑말랑해지고 몸은 그 지방을 인식하여 연소시킨다.

누워서 30초만 따라하면 달라진다! 흔들흔들 운동

다이어트의 기본은 기초대사율을 향상시키는 것이다.
사람들은 그러기 위해서 운동과 체조를 하지만,
몸에 무리를 주는 다이어트는 오랫동안 지속하기 어렵다.
단순한 동작으로 연소력을 높이자.
편안히 '누워서' 실시하는 '흔들흔들 운동'으로
매일 다이어트 효과를 느껴보자.

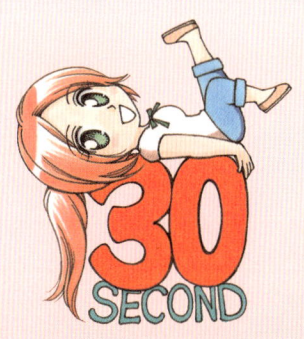

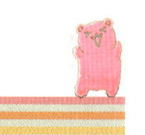
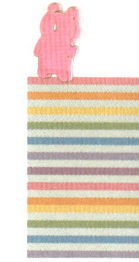

누워서 하는 운동은 무엇이 좋은가

♥ 간단한 몸놀림으로 기초대사율이 높아진다!

'흔들흔들 운동'은 누워서 긴장을 풀고 평소에 사용하지 않는 근육을 움직이는 운동이다. 그래서 몸에 무리를 주지 않고 기초대사율을 높일 수 있다. 기초대사율이 떨어지는 이유는 사용하지 않는 근육이 경직되기 때문이다. 근육이 굳어져서 연소력이 떨어지면 림프액과 노폐물이 섞인 지방, 다시 말해 연소되지 않은 상태에서 셀룰라이트가 생기게 된다. 떨어진 연소력을 다시 높이려면 근육을 사용하면 된다. 하지만 평상시 움직이지 않는 근육을 갑자기 사용하면 몸에 탈이 생길 수도 있다. 무거운 몸으로 운동을 하면 관절에 고통을 주게 될 뿐 지방이 연소될 만큼 충분히 운동하기 어렵다.

또 근육을 단련하려고 운동을 시작해도, 기존에 사용하던 근육만 한층 더 강화될 뿐이고 단련하고자 했던 근육은 여전히 사용하지 않아 그대로인 경우도 있다. '흔들흔들 운동'은 과도하게 생활을 바꾸지 않고, 특별한 운동을 하지 않고도 기초대사율을 높일 수 있다.

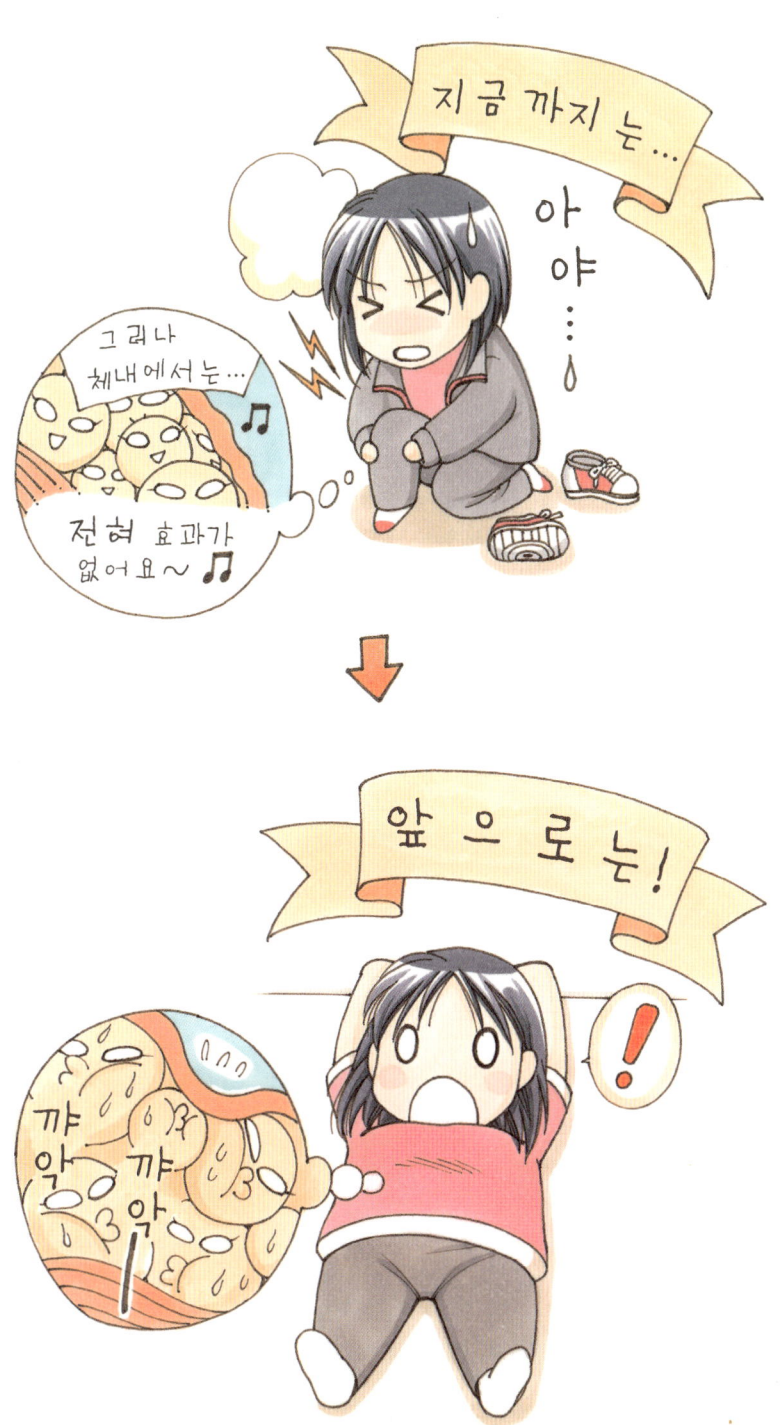

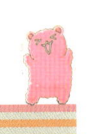
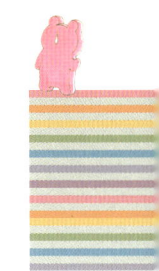

exercise

누워서! 발로 흔들흔들 운동

발만 사용해서 기초대사율을 높인다!

대퇴부와 복부, 겨드랑이 주위에 있는 흔들리는 지방을 체감하고 자각하는 것이 이 운동의 목적이다.
온몸의 기초대사율을 향상시켜주며, 대퇴부 단련에도 효과적이다.
누운 채 몸에서 힘을 빼고 발로 몸 전체를 흔든다는 느낌으로 실시한다.

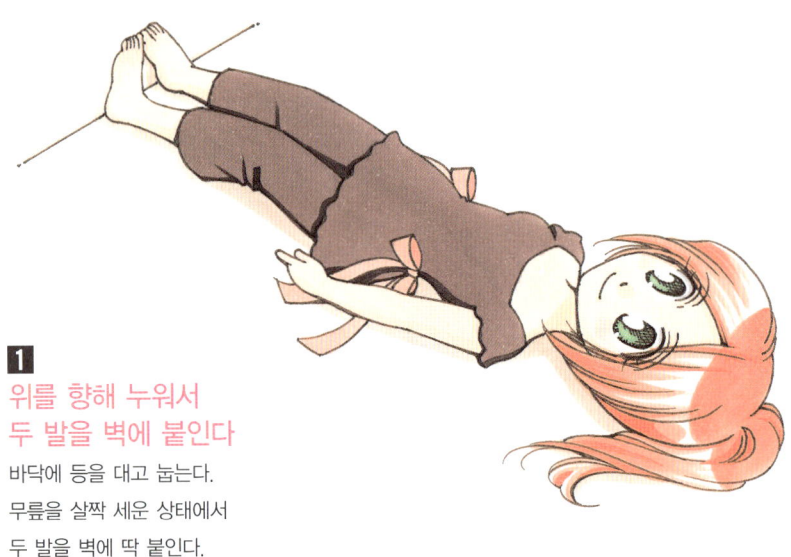

1
**위를 향해 누워서
두 발을 벽에 붙인다**
바닥에 등을 대고 눕는다.
무릎을 살짝 세운 상태에서
두 발을 벽에 딱 붙인다.

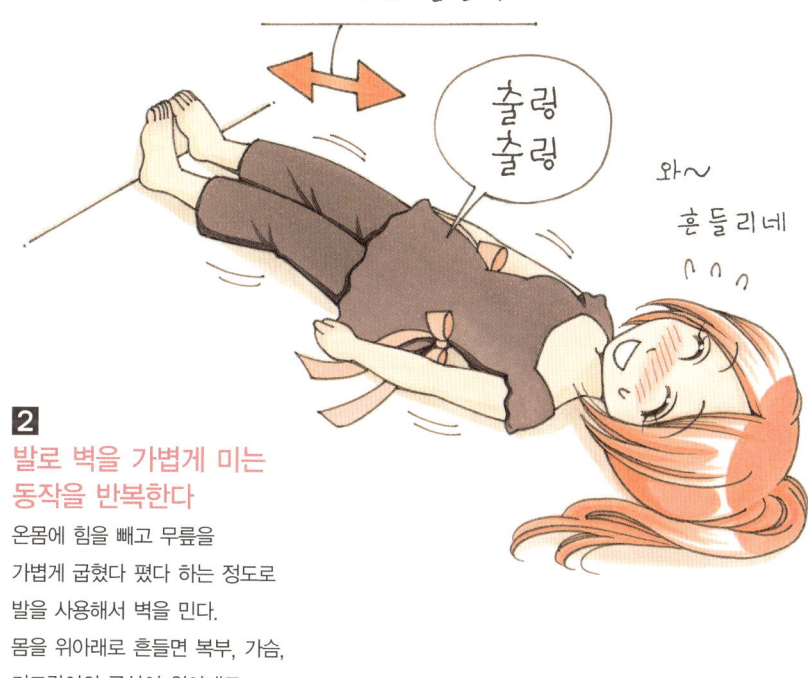

2
발로 벽을 가볍게 미는 동작을 반복한다

온몸에 힘을 빼고 무릎을
가볍게 굽혔다 폈다 하는 정도로
발을 사용해서 벽을 민다.
몸을 위아래로 흔들면 복부, 가슴,
겨드랑이의 군살이 위아래로
흔들리는 것을 느낄 수 있다.

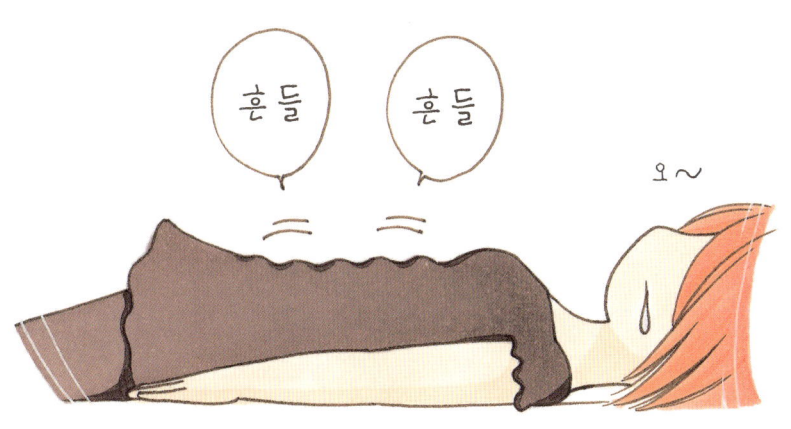

기준 시간 ➡ ➡ ➡ 30초

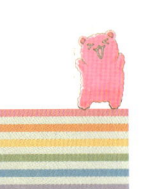
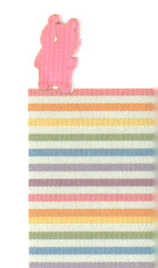

exercise

누워서! 팔로 흔들흔들 운동

팔만 사용해서 기초대사율을 높인다!

두 팔과 복부, 옆구리에서 흔들리는 지방을 체감하고 자각하는 것이 이 운동의 목적이다.

누운 채 몸에서 힘을 빼고 팔로 몸 전체를 흔든다는 느낌으로 실시한다.
기초대사율 향상과 팔 단련에 도움을 준다.

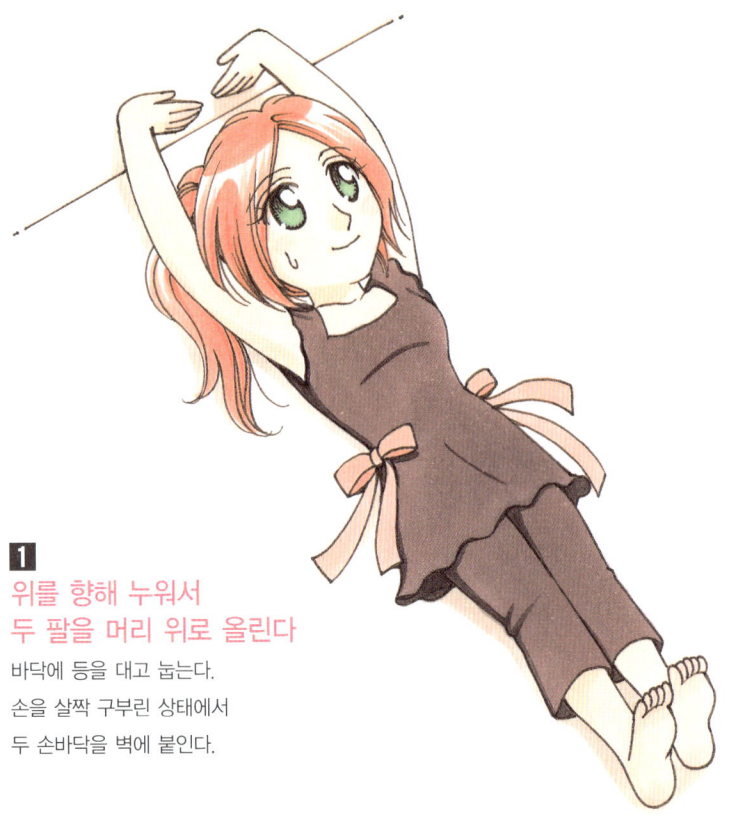

1
**위를 향해 누워서
두 팔을 머리 위로 올린다**
바닥에 등을 대고 눕는다.
손을 살짝 구부린 상태에서
두 손바닥을 벽에 붙인다.

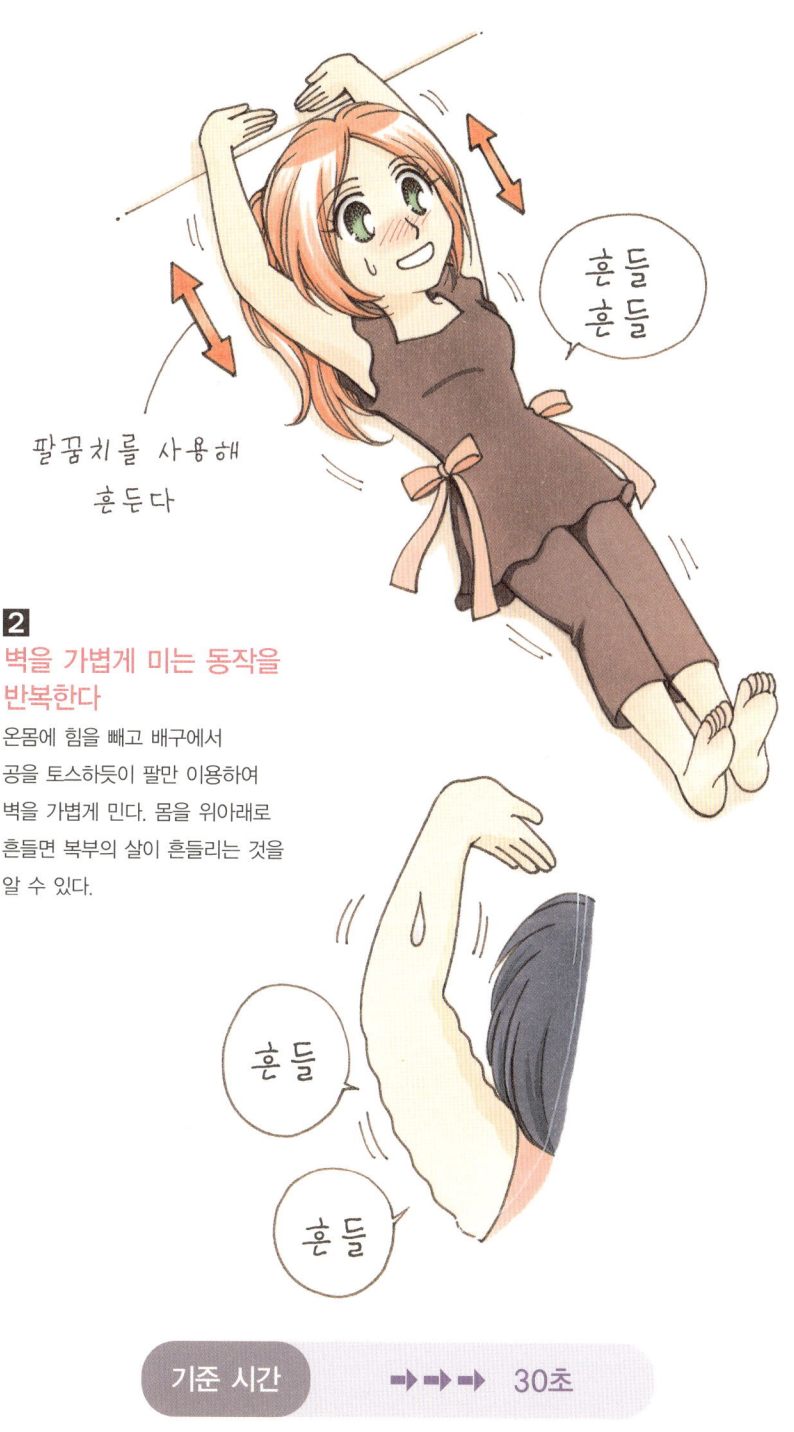

팔꿈치를 사용해
흔든다

2
벽을 가볍게 미는 동작을 반복한다

온몸에 힘을 빼고 배구에서 공을 토스하듯이 팔만 이용하여 벽을 가볍게 민다. 몸을 위아래로 흔들면 복부의 살이 흔들리는 것을 알 수 있다.

기준 시간 ➡➡➡ 30초

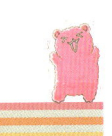
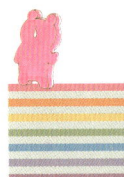

누워서 기초대사율을 높인다!

♥ 혈액순환을 촉진시켜 지방이 연소되기 쉬운 몸을 만든다

바닥에 누워 팔과 발을 사용해서 몸을 흔들기만 하면 된다니, 너무 간단해서 정말 운동이 맞는지 의심스러울 것이다. 그러나 이 동작을 30초만 하면 온몸이 후끈해지는 것을 느낄 수 있다. 이것은 바로 신체의 대사활동이 활발해졌다는 표시이다. 차를 출발시키기 전에 시동이 잘 걸리도록 엔진을 가열하는 예열과 같은 상태이다.

선 채로 급하게 격한 운동을 하면 심장이 빠르게 벌렁거리고, 머리로 피가 몰리지만, 몸은 따뜻해지지 않는다. 하지만 이 운동을 실시하면 몸 전체를 움직이지 않아도 몸 안에서 혈액순환이 활발히 이루어져 몸이 후끈 달아오른다. 그리고 누운 상태에서 무릎에 부담을 주지 않으면서 편안하게 평소에 사용하지 않는 근육을 자극할 수 있다. 일상생활 속에서는 위아래로 움직이는 일이 거의 없어 사용하지 않는 근육을 이 운동을 통해 사용하기 때문이다.

또 이 운동은 누워서 하는 운동이므로 일어서서 격렬하게 운동을 못하는 사람이나 체력이 없는 사람도 충분히 가능하다. 바빠서 따로 시간을 내 운동을 못하는 사람은 밤에 잠들기 전이나 아침에 잠에서 깬 뒤에 침대에 누운 상태에서 이 운동을 30초 동안 실시하면 좋다.

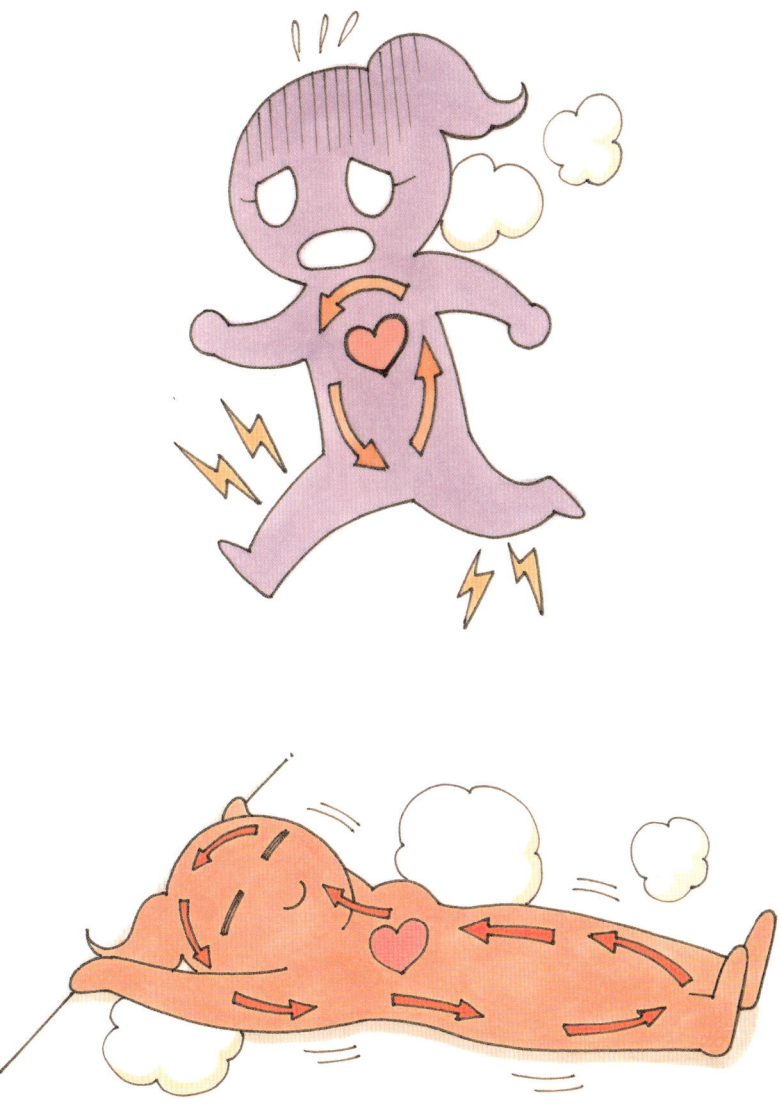

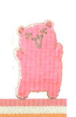
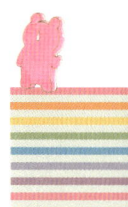

몸을 흔들면 뇌가 작동한다

♥ **뇌는 흔들림으로 흔들흔들 영역을 인식한다**

전기로 자극을 주어 자동으로 근육을 움직이게 하는 EMS(Electrical Muscle Stimulation)라는 운동기구가 한때 화제가 된 적이 있다. 본디 근육은 뇌에서 명령을 받고 움직이지만, EMS는 전기의 자극을 받아 인공적으로 근육을 움직이게 하여 단련시키는 시스템이다. 그렇지만 몸 중에서 기구를 붙인 부분만 근육 수축 현상이 일어나는 것으로, 뇌의 명령으로 움직이는 것이 아니기 때문에 그 외의 근육이나 혈액의 흐름과 연동되지 않으며, 몸 전체의 기초대사율을 향상시킬 수도 없다.

원래 근육의 움직임과 밀접한 관계가 있는 것은 근육을 감싸고 있는 근막이다. 근막이 딱딱하게 굳으면 그 안에 있는 근육도 움직이기 어려워지고, 아무리 근육을 단련하려 해도 그 효과는 제한될 수밖에 없다. 그래서 먼저 몸을 흔들어서 굳어 있는 근막을 풀어주어야 한다. 그러면 근막 안쪽에 있는 셀룰라이트는 몸이 움직이는 방향이 아닌, 근육과 반대 방향으로 흔들리고, 근막은 흔들흔들 영역의 셀룰라이트에서 느껴지는 위화감을 인지하여 뇌에게 근육을 움직이라고 알린다.

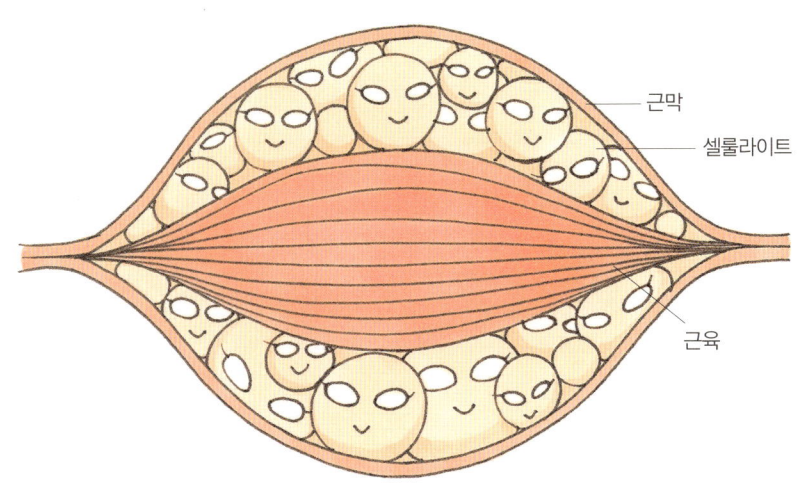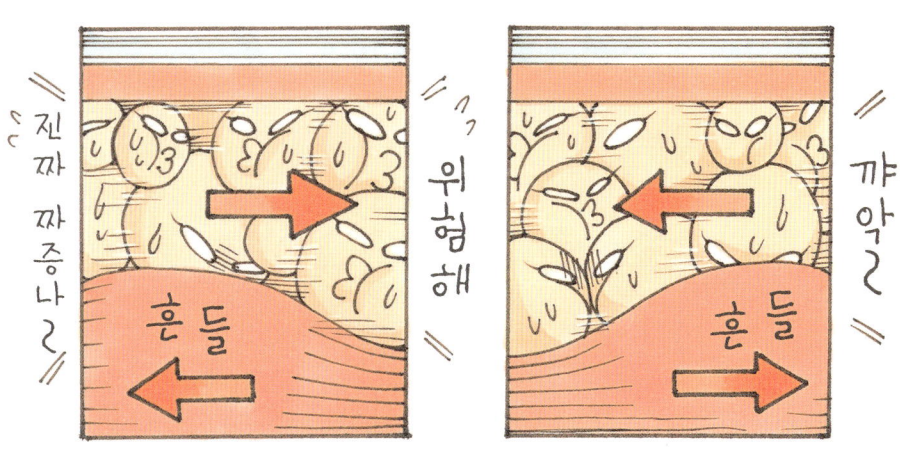

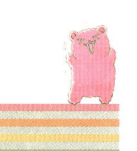

exercise
하체비만이 신경 쓰이는 사람을 위한 흔들흔들 운동

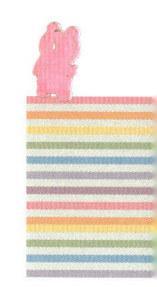

허벅지·골반 닫기 판정 & 운동

지방이 가장 눈에 띄기 쉬운 복부 주위와 하체비만의 원인인 셀룰라이트의 흔들림을 확인하면서 벌어진 골반을 바로잡는다.

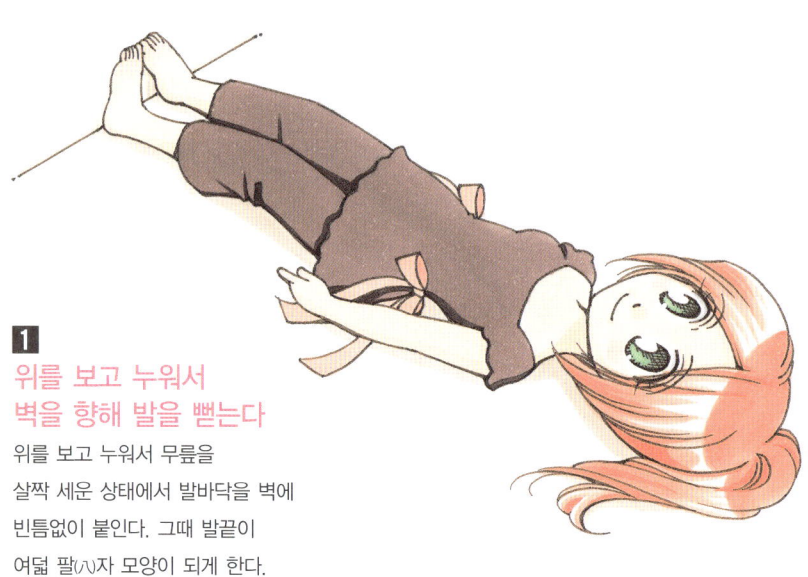

1
**위를 보고 누워서
벽을 향해 발을 뻗는다**
위를 보고 누워서 무릎을
살짝 세운 상태에서 발바닥을 벽에
빈틈없이 붙인다. 그때 발끝이
여덟 팔(八)자 모양이 되게 한다.

2 **발바닥으로 가볍게 벽을 밀며 몸 전체를 흔든다**

온몸에 힘을 빼고 무릎을 가볍게 굽혔다 폈다 하는 정도로 발을 사용해서 벽을 미는 동작을 반복한다.

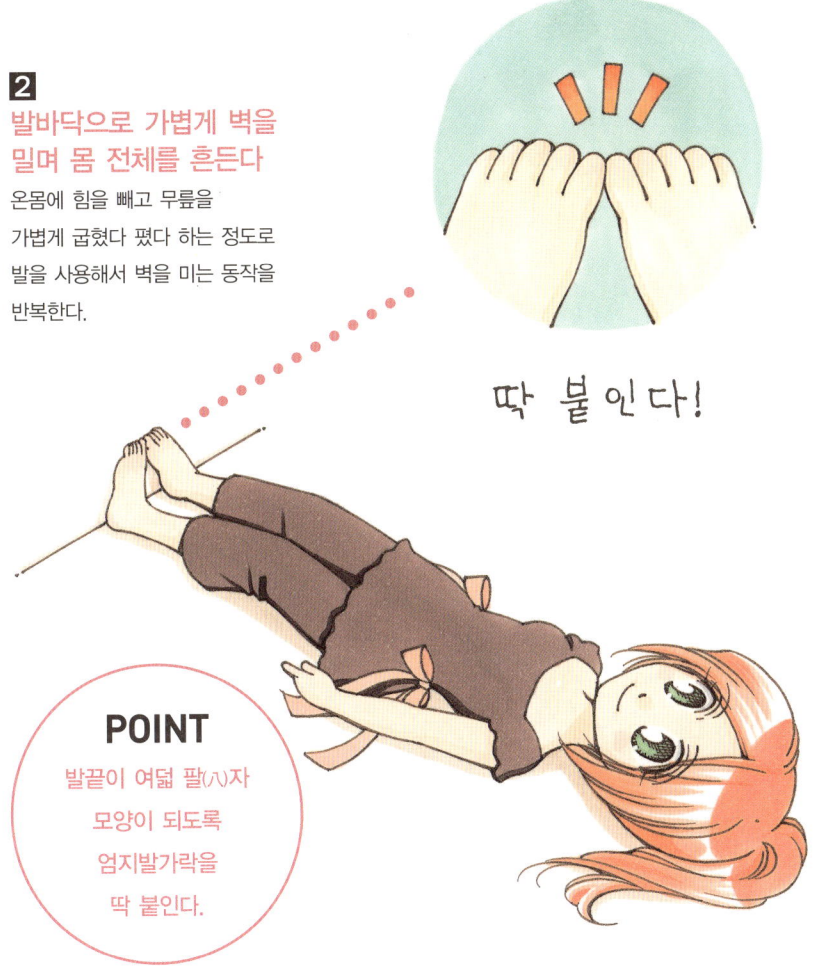

딱 붙인다!

POINT
발끝이 여덟 팔(八)자 모양이 되도록 엄지발가락을 딱 붙인다.

하체비만인 사람은 골반이 벌어진 경우가 많으므로, 셀룰라이트를 흔들어서 근육을 자각시키면서 기초대사를 높이는 동시에 벌어진 골반을 바로잡아주도록 하자.

기준 시간 ➡➡➡ 10~30초

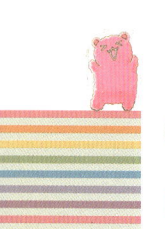
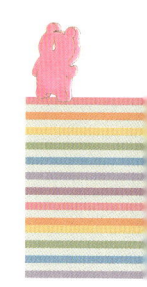

exercise
아랫배가 나와 신경 쓰이는 사람을 위한 흔들흔들 운동

대퇴부·골반 열기 판정 & 운동

날씬해 보이지만 사실은 아랫배가 볼록 튀어나와 고민인 여성은 하복부의 흔들림을 주의해서 체크한다.
동시에 닫힌 골반을 점차 바로잡아 나가도록 한다.

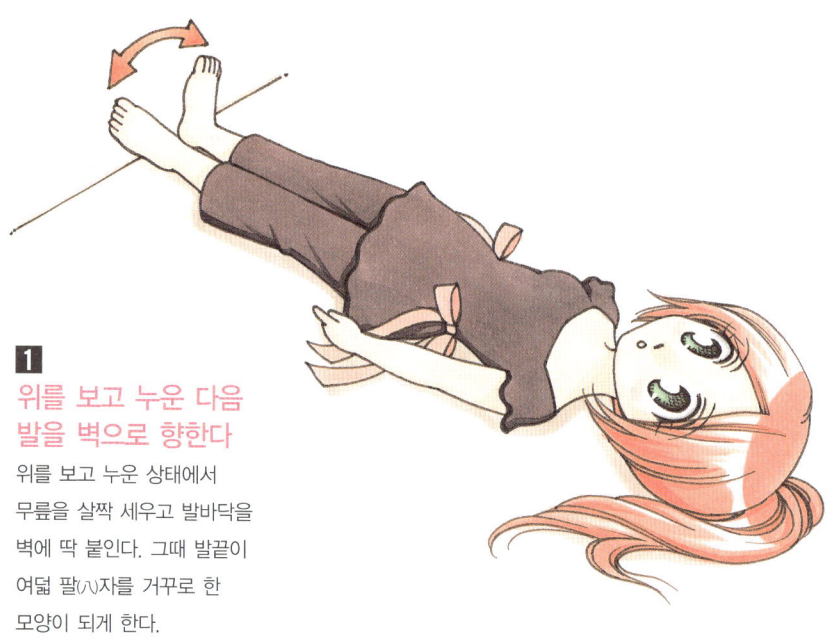

1

위를 보고 누운 다음 발을 벽으로 향한다

위를 보고 누운 상태에서 무릎을 살짝 세우고 발바닥을 벽에 딱 붙인다. 그때 발끝이 여덟 팔(八)자를 거꾸로 한 모양이 되게 한다.

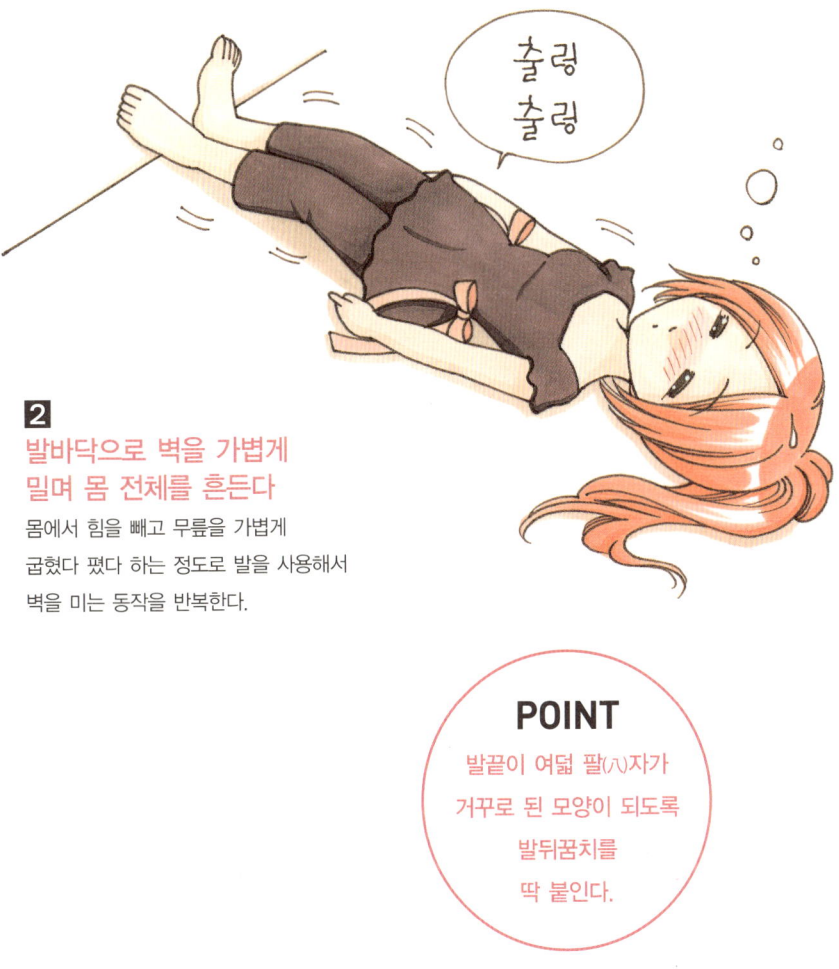

2 발바닥으로 벽을 가볍게 밀며 몸 전체를 흔든다

몸에서 힘을 빼고 무릎을 가볍게 굽혔다 폈다 하는 정도로 발을 사용해서 벽을 미는 동작을 반복한다.

POINT
발끝이 여덟 팔(八)자가 거꾸로 된 모양이 되도록 발뒤꿈치를 딱 붙인다.

몸은 날씬하지만 아랫배가 볼록 나와 고민인 사람은 골반이 닫힌 타입인 경우가 많다. 그러므로 셀룰라이트를 흔들어 근육을 자각시키면서 기초대사를 높이는 동시에 닫힌 골반을 바로잡아주도록 하자.

기준 시간 ➡➡➡ 10~30초

exercise
팔의 늘어진 살이 고민인 사람을 위한 흔들흔들 운동

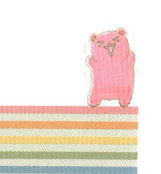
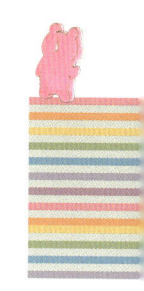

팔(八)자·견갑골 닫기 판정 & 운동

좀처럼 빠지지 않는 팔의 늘어진 살도 이 운동을 통해서 흔들리는 정도를 몸으로 확인할 수 있다.

견갑골이 열렸을 때 팔의 살이 늘어지는 경우가 많으므로, 열린 견갑골을 바로잡아나가도록 한다.

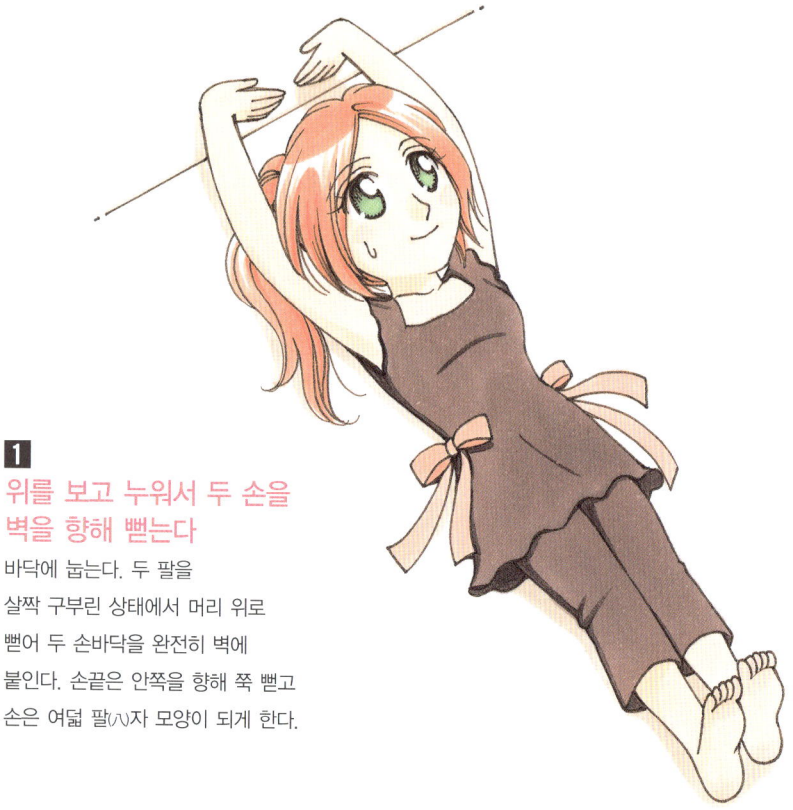

1
위를 보고 누워서 두 손을 벽을 향해 뻗는다

바닥에 눕는다. 두 팔을 살짝 구부린 상태에서 머리 위로 뻗어 두 손바닥을 완전히 벽에 붙인다. 손끝은 안쪽을 향해 쭉 뻗고 손은 여덟 팔(八)자 모양이 되게 한다.

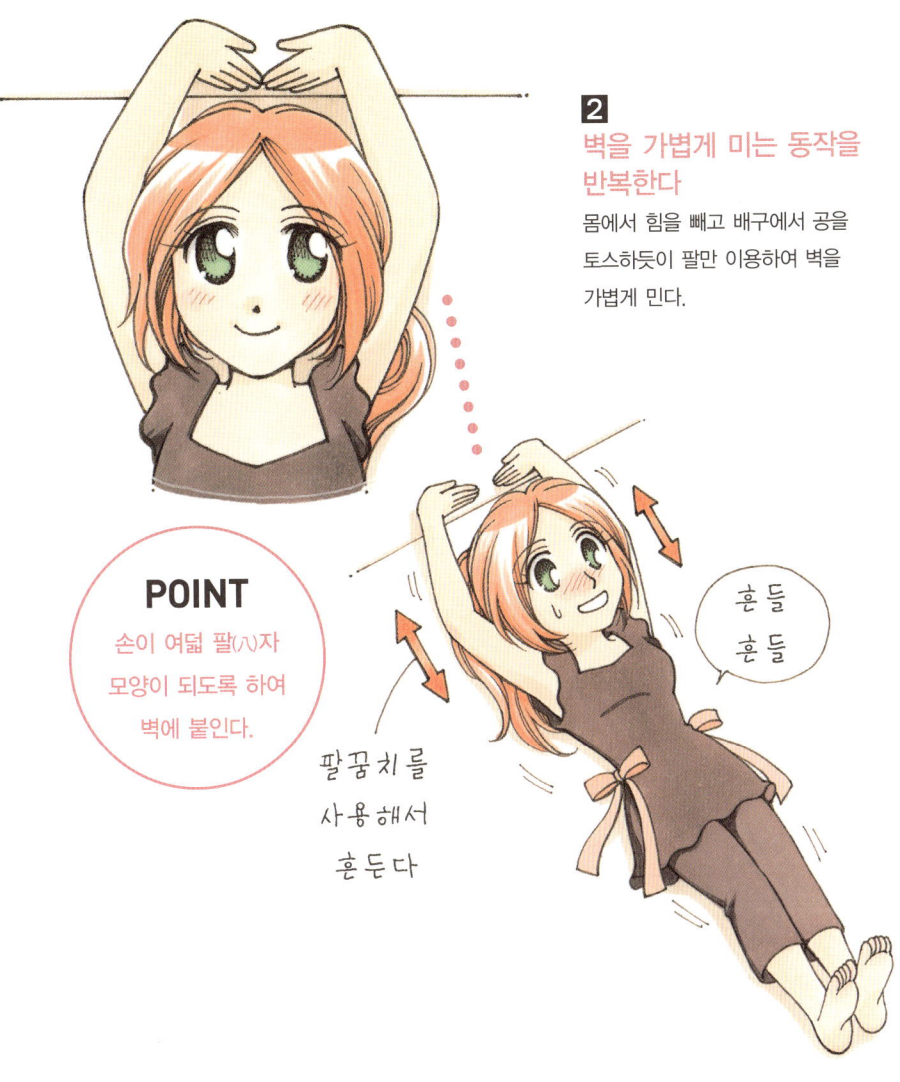

2 벽을 가볍게 미는 동작을 반복한다

몸에서 힘을 빼고 배구에서 공을 토스하듯이 팔만 이용하여 벽을 가볍게 민다.

POINT
손이 여덟 팔(八)자 모양이 되도록 하여 벽에 붙인다.

팔꿈치를 사용해서 흔든다

흔들 흔들

요즘은 일상생활을 하면서 팔을 올리거나 내리는 동작을 거의 하지 않는다. 평소의 움직임과 다른 이 운동으로 팔과 상체에 형성된 셀룰라이트를 흔들면서 견갑골의 움직임도 함께 인식하도록 하자.

기준 시간 ➡➡➡ 10~30초

exercise
목선과 어깨선이 신경 쓰이는 사람을 위한 흔들흔들 운동

쟁반 들기 자세·견갑골 열기 판정 & 운동

어깨와 목, 쇄골 주위가 매끈하지 못하고 브래지어에서 삐져나온 살 때문에 고민하는 사람은 견갑골이 원활히 움직일 수 있도록 견갑골을 열어주는 동작을 아울러 실시한다.

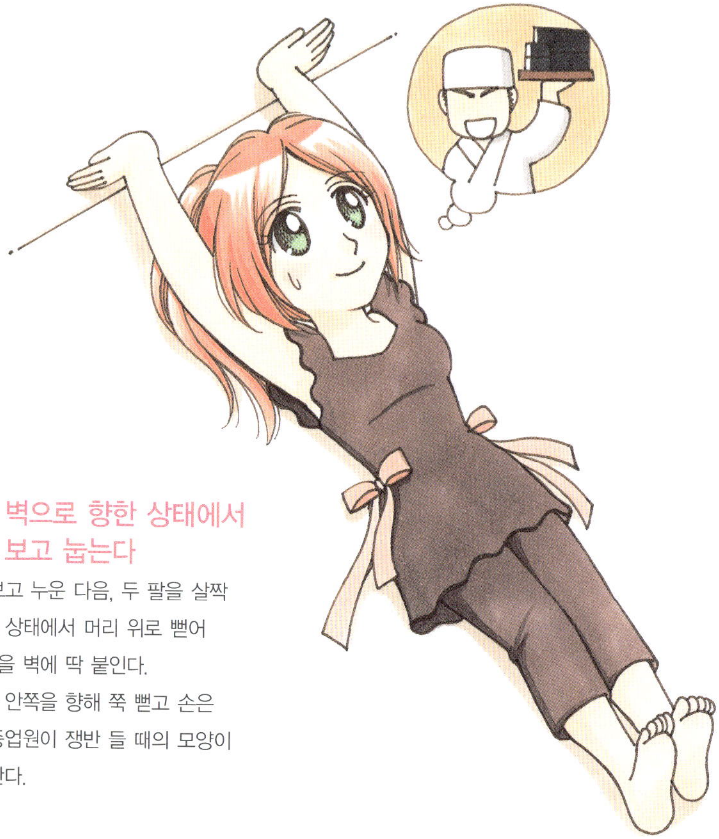

1

손을 벽으로 향한 상태에서 위를 보고 눕는다

위를 보고 누운 다음, 두 팔을 살짝 구부린 상태에서 머리 위로 뻗어 손바닥을 벽에 딱 붙인다.
손끝은 안쪽을 향해 쭉 뻗고 손은 식당 종업원이 쟁반 들 때의 모양이 되게 한다.

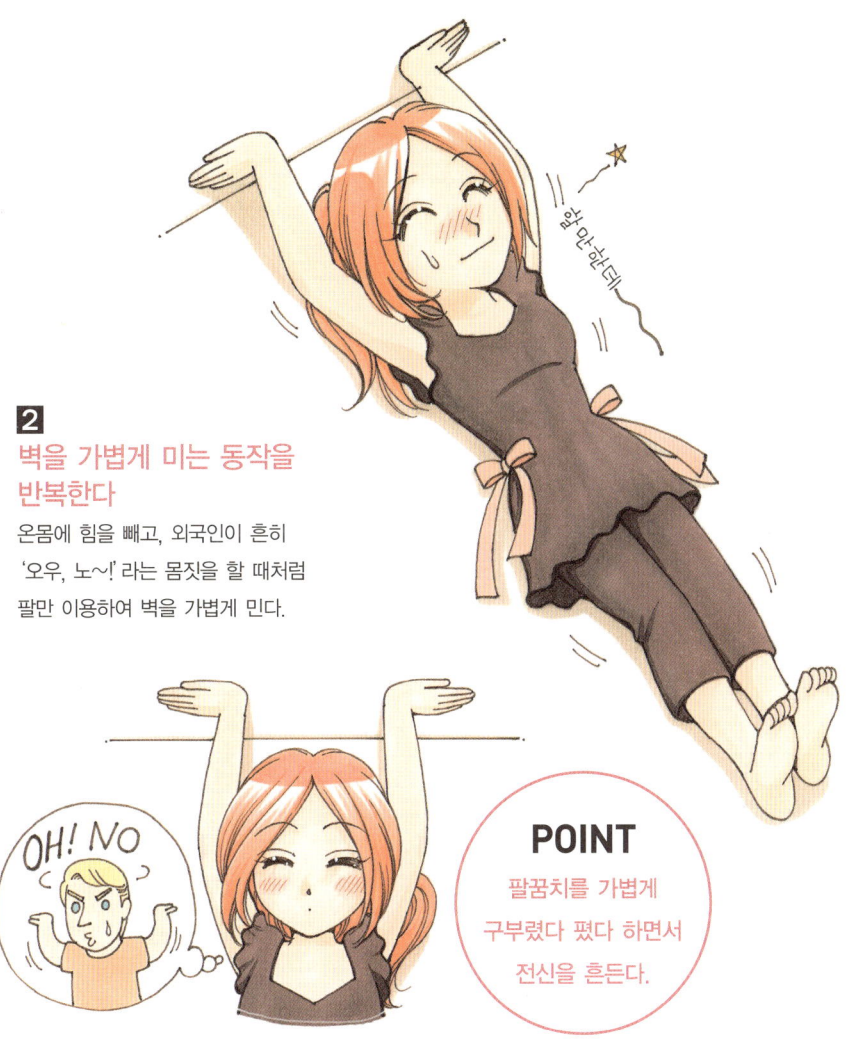

2 벽을 가볍게 미는 동작을 반복한다

온몸에 힘을 빼고, 외국인이 흔히 '오우, 노~!' 라는 몸짓을 할 때처럼 팔만 이용하여 벽을 가볍게 민다.

POINT
팔꿈치를 가볍게 구부렸다 폈다 하면서 전신을 흔든다.

견갑골은 팔뿐만 아니라 쇄골과도 연결되어 있으므로, 아름다운 목선과 어깨선을 원한다면 닫힌 견갑골이 유연하게 열리고 닫힐 수 있게 해야 한다. 이 운동으로 견갑골의 개폐운동을 개선하고 등에 있는 지방도 제거하자.

기준 시간 ➡ ➡ ➡ 10~30초

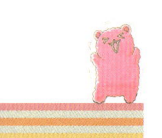
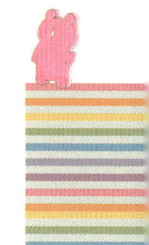

exercise

상쾌한 아침을 위한 흔들흔들 운동

골반·견갑골 닫기 판정 & 운동

인간의 신체는 하루 종일 끊임없이 변화한다.
아침의 신체 리듬에 맞춘 흔들흔들 운동으로 잠자리에서 가뿐하게 일어나 상쾌한 기분으로 하루를 시작하자!

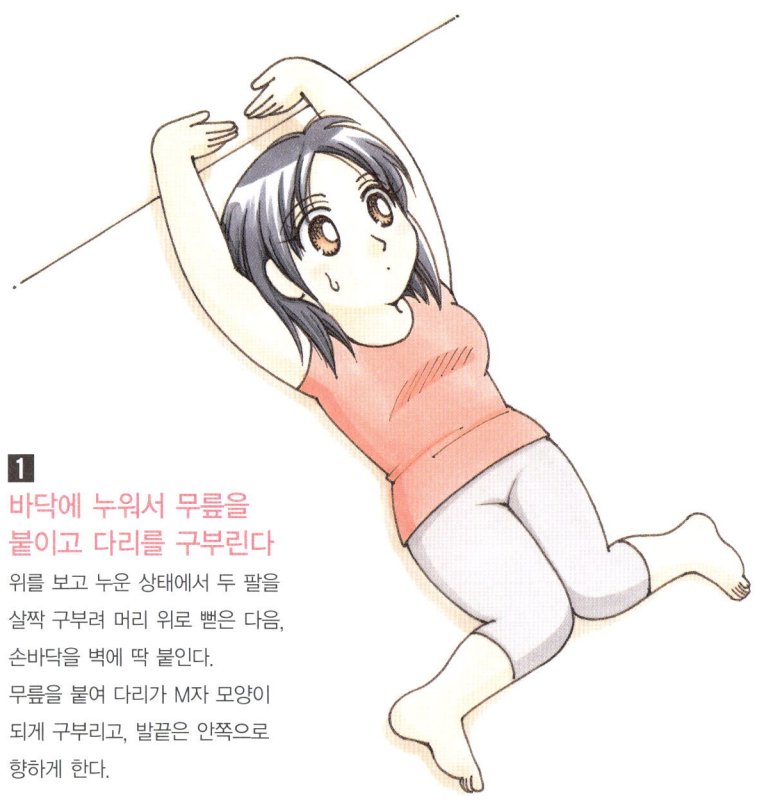

1
바닥에 누워서 무릎을 붙이고 다리를 구부린다

위를 보고 누운 상태에서 두 팔을 살짝 구부려 머리 위로 뻗은 다음, 손바닥을 벽에 딱 붙인다.
무릎을 붙여 다리가 M자 모양이 되게 구부리고, 발끝은 안쪽으로 향하게 한다.

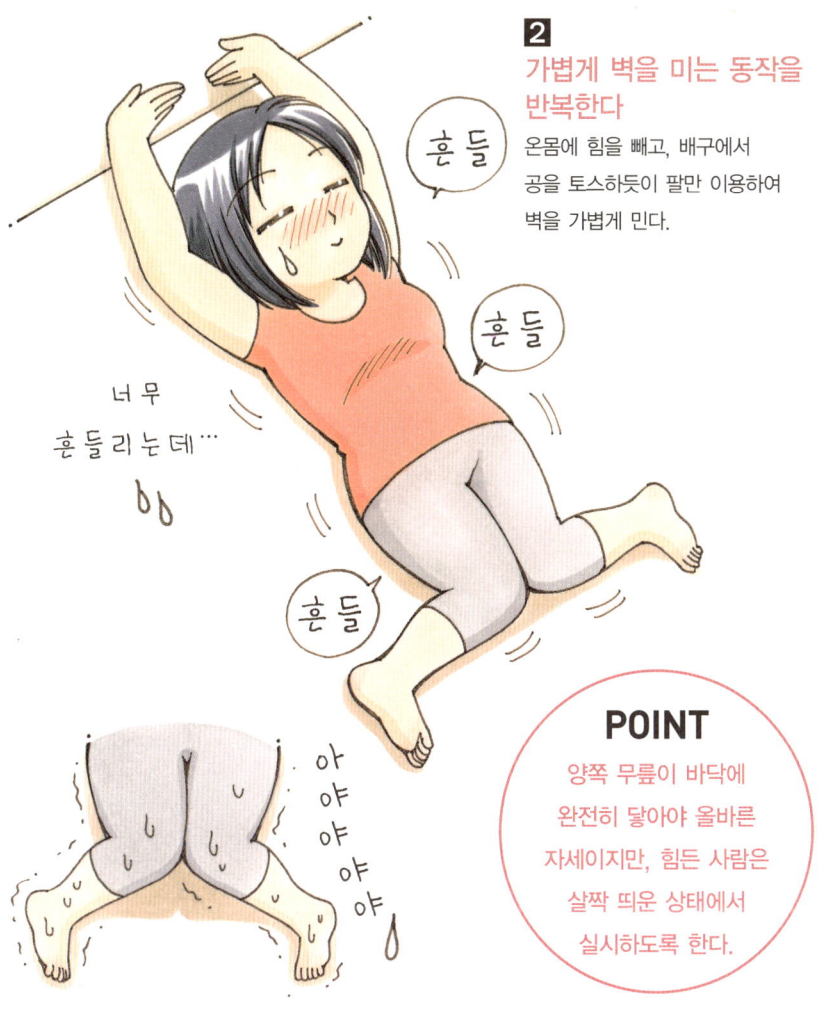

2
가볍게 벽을 미는 동작을 반복한다

온몸에 힘을 빼고, 배구에서 공을 토스하듯이 팔만 이용하여 벽을 가볍게 민다.

POINT

양쪽 무릎이 바닥에 완전히 닿아야 올바른 자세이지만, 힘든 사람은 살짝 띄운 상태에서 실시하도록 한다.

아침에 골반을 닫아주는 동작을 실시하면 밤 동안 체내에 쌓인 노폐물 배출이 원활해진다. 골반과 견갑골을 닫아줌과 동시에 흔들흔들 운동으로 기초대사가 활발해지면 잠자리에서 일어나서 바로 활동하기가 수월하다.

기준 시간 ➡ ➡ ➡ 10~30초

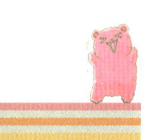
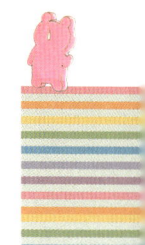

exercise

편안한 저녁을 위한 흔들흔들 운동

골반·견갑골 열기 판정 & 운동

우리 몸 안의 기관들은 낮 동안 열심히 맡은 역할을 수행하느라 저녁이면 많이 지쳐 있다.
최소한 밤 동안이라도 하루 종일 수고한 기관들을 쉬게 해주자.
밤의 신체리듬에 맞춰, 골반과 견갑골을 열어주는 흔들흔들 운동을 실시하면 잠들어 있는 동안에도 신진대사가 촉진된다!

1
바닥에 누워서 발바닥이 마주보도록 모아준다

위를 보고 누워서 두 팔을 살짝 구부려 머리 위로 뻗은 다음, 손바닥을 벽에 딱 붙인다.
발끝을 바깥쪽으로 향하게 한 상태에서 양쪽 발바닥을 마주 붙이고 무릎은 바깥쪽으로 벌린다.

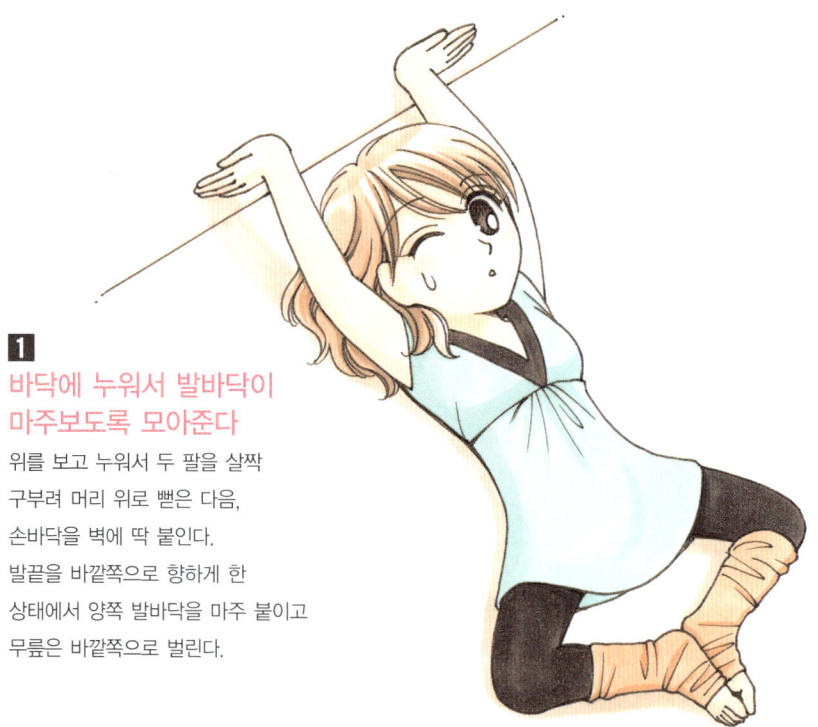

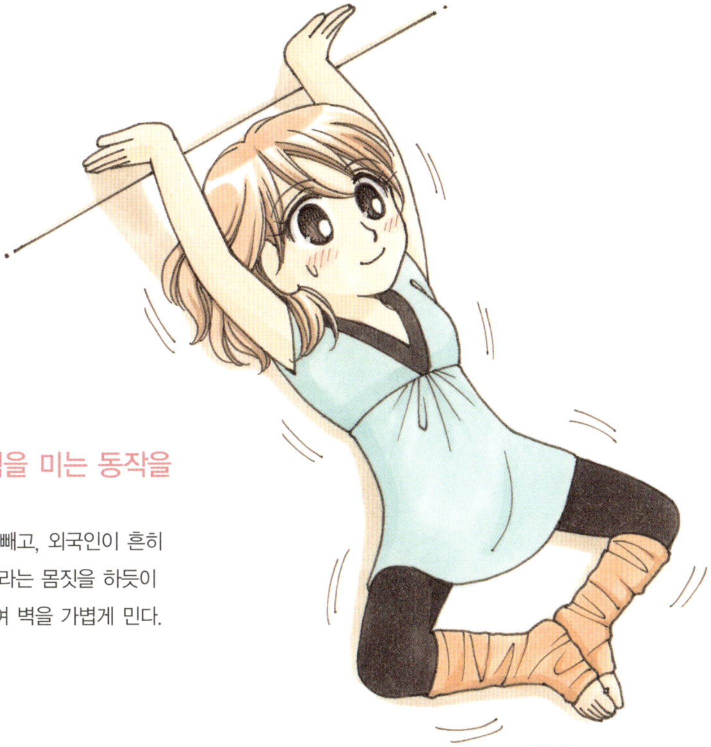

2
가볍게 벽을 미는 동작을 반복한다

온몸에 힘을 빼고, 외국인이 흔히 '오우, 노~!' 라는 몸짓을 하듯이 팔만 이용하여 벽을 가볍게 민다.

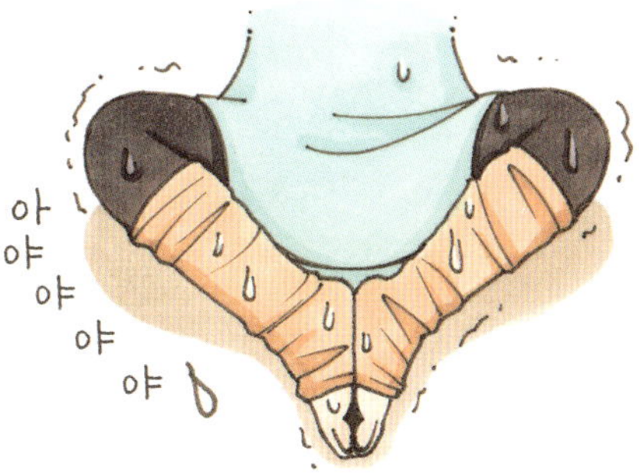

POINT
양쪽 다리가 바닥에 완전히 닿아야 올바른 자세이지만, 힘든 사람은 살짝 세운 상태에서 실시하도록 한다.

밤이 되면 우리 몸은 각 신체기관이 충분한 휴식을 취할 수 있도록 긴장을 푼 상태가 된다. 이때 골반과 견갑골을 열어주는 운동을 실시하면 한결 몸의 긴장이 풀리고 숙면을 취할 수 있다. 또 잠들기 전에 몸을 흔들어주면 잠들어 있는 동안 신진대사가 향상된다.

기준 시간 ➡ ➡ ➡ 10~30초

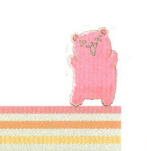 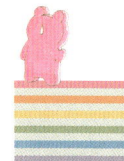

운동 효과가 높은 시간은?

♥ **식사와 목욕하기 전에 기초대사를 향상시킨다! 골반은 아침에는 닫히고, 저녁에는 열린다**

'흔들흔들 운동'은 도구를 사용하지 않고 시간의 얽매임 없이 바로 실시할 수 있기 때문에 따로 운동할 타이밍을 정할 필요가 없다. 그래도 신체의 리듬이나 생활방식에 맞추어 실시하면 한층 더 큰 효과를 기대할 수 있다. 어떤 행동을 행하기 전에 '흔들흔들 운동'으로 몸을 풀면 기초대사가 향상되어 지방이 연소되기 쉬운 상태가 된다. 이 상태에서는 쇼핑만 다녀와도 연

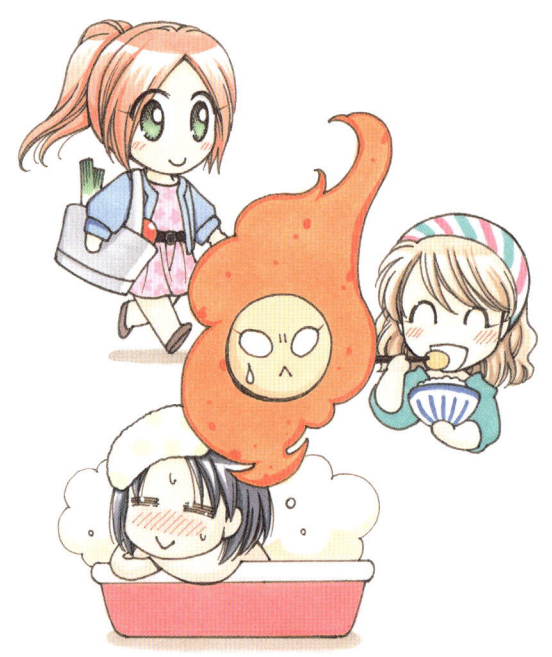

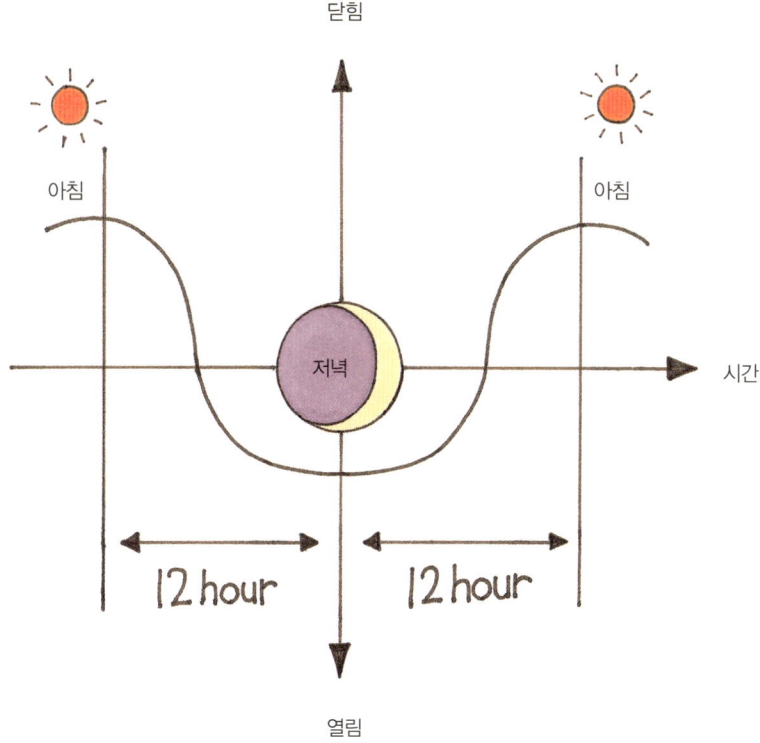

소율이 상승한다.

준비운동도 하지 않고 갑작스럽게 전력질주를 하면 제대로 실력을 발휘할 수 없다. 하지만 달리기 전에 근육을 풀어주면 몸이 유연하게 움직이는 것과 마찬가지이다.

식사나 목욕을 하기 전에 기초대사를 높이는 것도 효과적이다. 자주 흔들흔들 영역을 흔들어주면 지방연소의 점화율이 높아지기 때문에, 평소 생활하면서 일상적으로 행하던 동작만으로도 지방 연소가 촉진된다.

나아가 아침 저녁 몸 상태에 맞춰서 운동을 하는 것도 좋은 방법이다. 골반과 견갑골은 아침에는 긴장하여 닫히고, 밤에는 긴장이 풀리면서 벌어지는 리듬을 갖고 있다. 그 리듬에 거스르지 않도록 주의하자.

준비운동으로 알맞은 흔들흔들 운동!

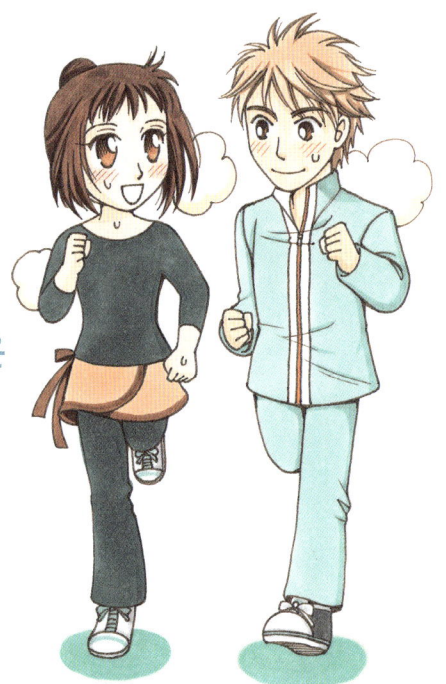

차에 시동을 걸고 출발하기까지 한동안 엔진을 데우기 위해 예열이 필요하듯이 인간의 몸도 마찬가지이다. 준비운동 없이 갑작스럽게 움직이면 지방이 연소되지 않으므로, 본격적으로 운동을 시작하기 전에 준비운동으로 '흔들흔들 운동'을 실시하면 좋다.

새롭게 격렬한 운동에 도전하는 사람에게도 '흔들흔들 운동'을 추천한다. 운동하기 전에 실시하여 몸을 덥혀 주면 관절과 근육 손상을 예방할 수 있다.

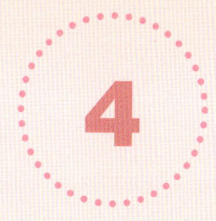

내 몸의 지방 빼기,
아는 만큼 쉬워진다

이상적인 몸을 갖기 위해서는 하루하루의 생활이 매우 중요하다.
그렇지만 일단 형성된 지방은 어떻게 줄일 것인가…
지방을 제거하기 위해서는 몸의 구조를 올바르게
이해하는 것이 중요하다.
다이어트를 하는 데 있어 무리하지 않으며,
시간을 헛되이 보내지 않기 위해서는 먼저 어떤 상태가
이상적인 몸의 상태인지를 알고 있어야 한다.

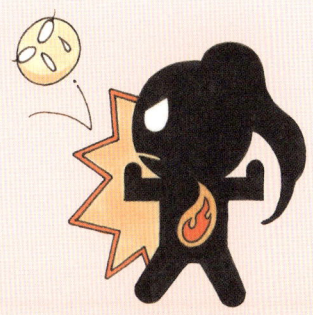

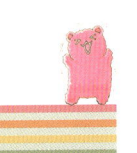
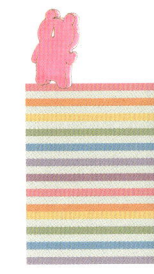

근막, 근육보다 더 중요한 다이어트의 키워드

♥ **우리 몸의 근육을 감싸고 있는 근막**

제3장의 40페이지에서 근육을 감싸고 있는 '근막'에 대해 잠깐 이야기했다. 이 책을 읽기 전에 '근막'에 대해 들어본 적이 있는가? 이 단어가 무척 생소하게 들릴 수도 있지만, 우리 몸에 있는 근육의 표면을 감싸고 있는 것이 바로 근막이다. 슈퍼마켓에서 판매하고 있는 손질된 닭을 떠올려 보기 바란다. 요리를 하는 사람이라면 닭의 다리나 다른 부위에 얇고 투명한 하얀 막이 있는 것을 본 적이 있을 것이다. 이것이 근막이다.

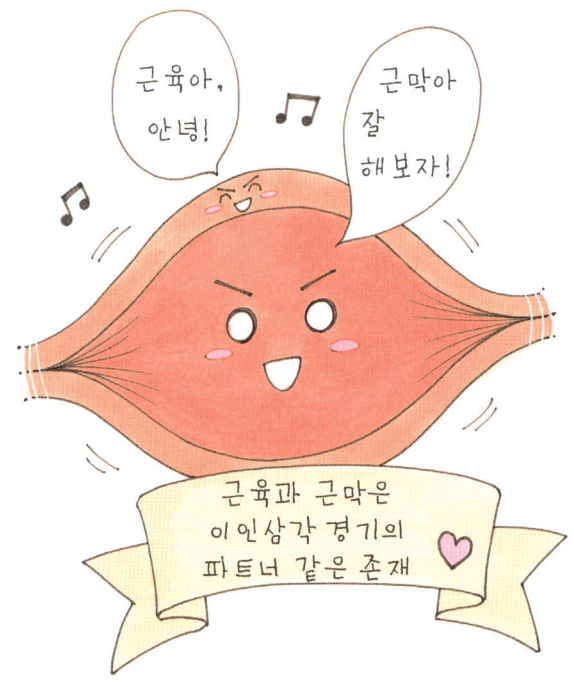

♥ 근육을 움직이기 전에 '근막'을 먼저 움직여라!

근막은 결합조직으로 원래 수축성이 뛰어나지만, 신체를 불균형적으로 사용하면 근막이 경직되거나, 이웃하는 근육의 막에 들러붙기도 한다. 근막이 딱딱하게 굳으면 그 안에 있는 근육 역시 원하는 대로 자유롭게 움직이지 못하기 때문에, 근육의 에너지 소비가 떨어지게 되고 기초대사 역시 저하된다.

한편 근막은 근육에 중력과 가속도가 더해지면 반사적으로 힘이 들어가도록 뇌에 지시를 내리는 역할을 한다. 그런데 사용하지 않고 방치해 두면 근막이 늘어지기도 한다. 근막이 늘어지면 긴장감이 사라져서 근육과 근막 사이에 셀룰라이트가 형성된다.

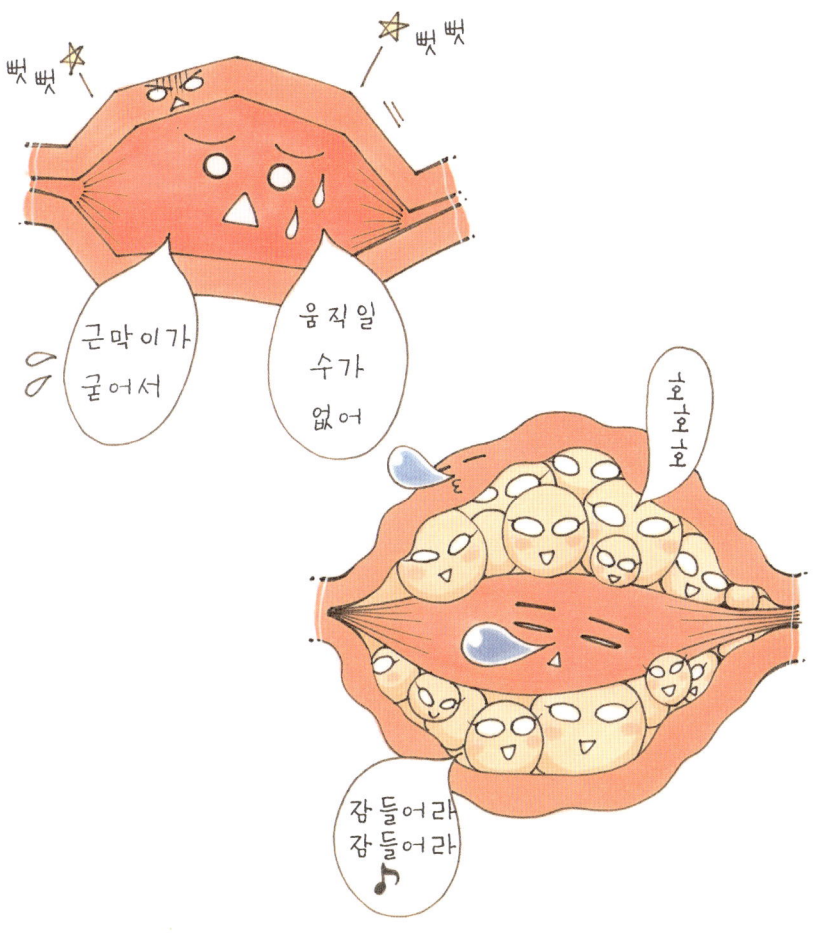

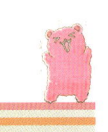 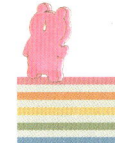

지방 제거, 잠들어 있는 근막을 깨우는 일부터!

♥ '근막'은 셀룰라이트 제거에 중요한 역할을 한다!

근막은 근육을 안정시키고, 다른 근육과 뼈가 들러붙지 않고 유연하게 움직이게 하는 기능을 한다. 그리고 근막에는 압력이나 움직임을 탐지하는 센서가 있어서, 자극을 받을 때마다 뇌에 전달하고, 뇌에서 지시를 받으면 그 정보를 근육에게 전달하는 역할도 한다. 예를 들어 침술 치료를 받을 때 침으로 근육을 찌르면 반응이 없지만, 정확히 근막을 찌르면 움찔하고 근육 전체가 반응을 한다. 이와 같이 근막은 자극을 받으면 뇌와 정보전달이 이루어지고 있다. 하지만 사용하지 않는 근육을 감싸고 있는 근막은 정보전달 네트워크에서 제외된다. 아무리 훈련을 해도 좀처럼 단련하기 힘든 부위는 근막도 둔감하다.

그 때문에 둔감한 근막과 근육 사이에 있는 연소되지 않는 셀룰라이트를 제거하기 위해서는 먼저 잠들어 있는 근막을 깨우는 것이 중요하다. 흔들흔들 영역을 흔드는 이유가 바로 이 때문이다. 근막이 움직임에 반응하여 반사적으로 힘을 주면 그 아래에서 느껴지는 위화감으로 셀룰라이트의 존재를 깨닫게 된다. 그리고 거기서 느낀 위화감을 뇌에 전달하면, 뇌에서 근육을 움직이라는 명령을 내리게 되므로 자연스럽게 정보전달 기능이 회복된다.

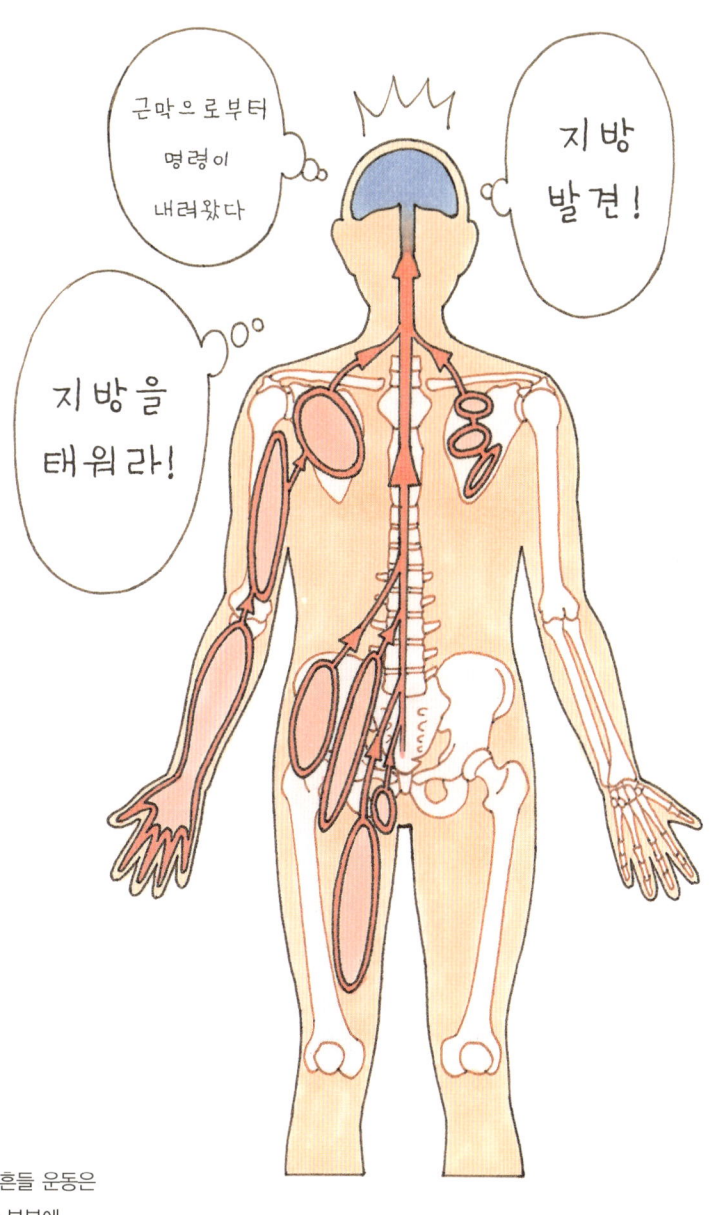

흔들흔들 운동은
근막 부분에
정확하게 자극을 준다.

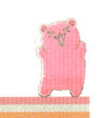
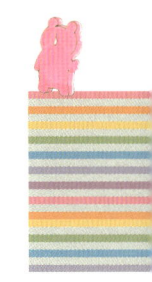

근막은 서로 연결되어 있어 자극을 주면 함께 깨어난다

♥ 근막은 서로 연결되어 있기 때문에 자극을 전달할 수 있다

근육과 근육, 또는 근육과 뼈는 직접 붙어 있는 것이 아니라, 마치 줄줄이 비엔나 소시지처럼 막을 통해서 서로 연결되어 있다. 근육의 경우는 근막이 있고, 뼈에는 골막이, 힘줄에는 건막이라는 막이 있는데, 근육과 뼈와 힘줄을 감싼 이 각각의 막은 서로 연결되어 있다. 특히 근막은 조개를 갈랐을 때, 살이 붙어 있는 면에 얇은 막이 있는 것을 떠올리면 이해하기 쉬울

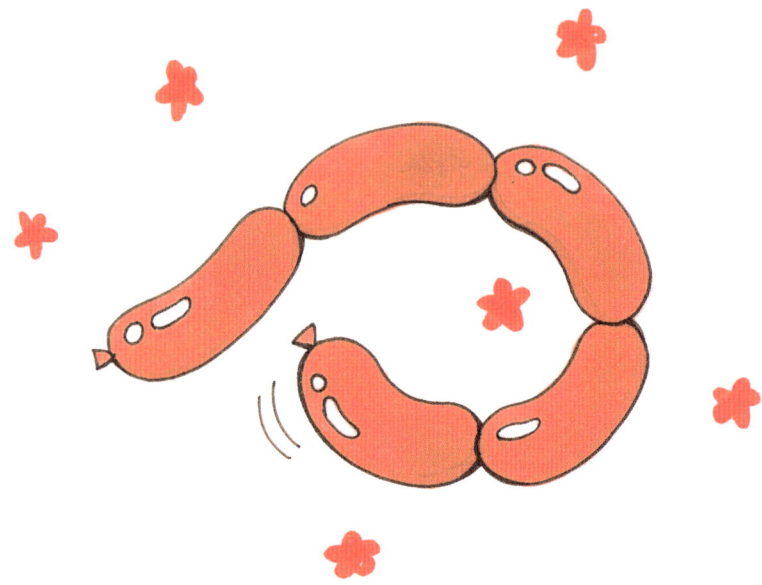

근막의 관계는 마치 줄줄이 비엔나 소시지와 같다.
자극을 받으면 잇따라 옆으로 전달되므로
서로가 영향을 받는다.

것이다.

근육은 단련한 근육에만 영향을 주지만, 막은 여러 부분과 연결되어 있어서 서로가 영향을 주고받으면서 몸 전체의 균형을 잡아준다. 그래서 흔들어 자극을 주면, 자극을 받아 깨어난 근막뿐 아니라 그 옆의 근막, 또 그 옆의 근막에까지 자극이 전달되기 때문에 인식되는 영역이 점점 넓어진다. 근막은 육체적인 요인뿐만 아니라 스트레스와 같은 정신적 요인으로도 활동이 저하되거나, 기능의 효율이 저하되기 때문에 근막 하나의 문제가 몸 전체의 균형을 무너뜨릴 수도 있다. 그러므로 잠들어 있는 근막이 많지 않다고 방심하지 말고 몸 전체를 위해서 꾸준히 주의를 기울여야 한다.

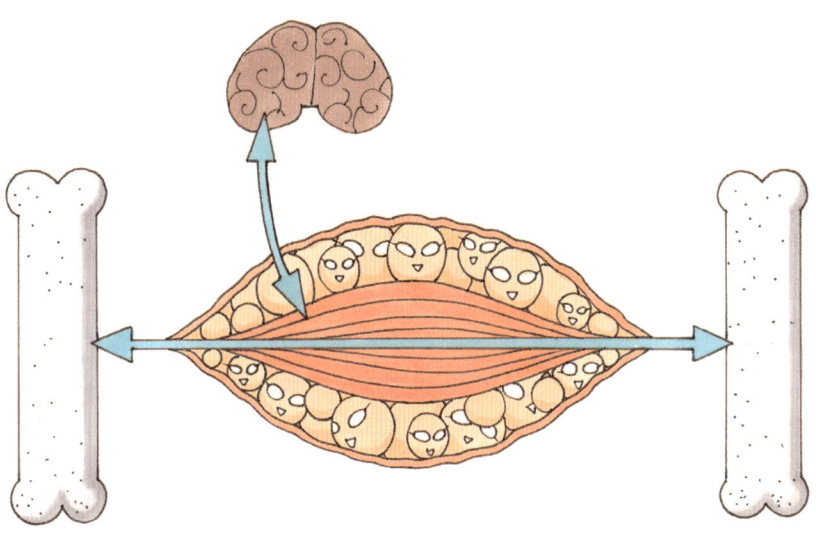

근막은 근육을 사용하지 않으면 늘어진다.
먼저 근막의 늘어진 부분을 흔들어서
조여 줘야 한다.

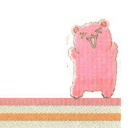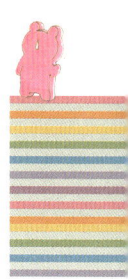

셀룰라이트가 나쁜 진짜 이유

♥ 게으름뱅이 주제에 영역을 넓혀가는 골칫덩이 셀룰라이트

왜 다이어트의 적 셀룰라이트는 한번 형성되면 좀처럼 제거하기 어려운 것일까? 노폐물이 섞인 지방 덩어리인 셀룰라이트는 신경층이 통과하지 않아 어떤 자극도 느끼지 못하기 때문이다. 그래서 뇌와 주위 조직 역시 그 존재를 인식하지 못하여 이렇다 할 대응을 하지 못한다. 성형외과에서 지방흡인을 해도 셀룰라이트는 제거되지 않는다.

게다가 자기 스스로 신진대사하는 것을 잊어버릴 만큼 게으르며, 어느 조직과도 연결되어 있지 않아 고립되어 있음에도 불구하고 그 영역을 점점 넓혀가기 때문에 골칫덩이이다. 마치 선생님이 방치한 학급에 문제아가 점점 늘어나는 것과 같다. 이럴 때는 문제아만 바로잡아서는 안 된다. 문제아들이 있는 학급 전원을 일깨워야 하는데, 바로 그 역할을 하는 것이 흔들흔들 운동이다. 몸을 흔들흔들 움직여서 셀룰라이트가 숨어 있는 근막을 깨우고, 깨어난 근막은 인식한 흔들림을 뇌와 근육으로 보낸다. 그리고 온몸이 하나의 네트워크가 되어 정보를 전달하면서 기초대사가 향상되면 근막 안쪽에 숨어 있는 셀룰라이트는 결국 사라지게 된다.

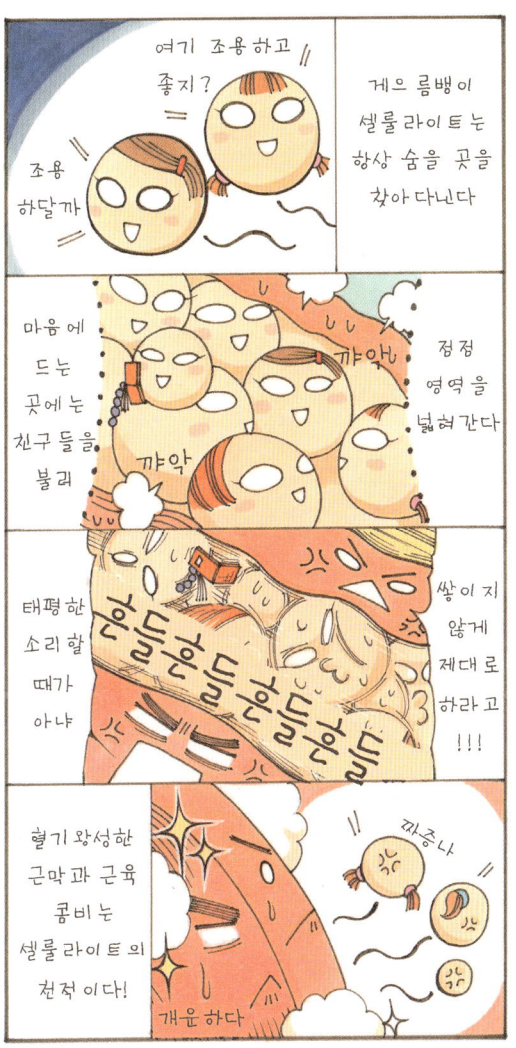

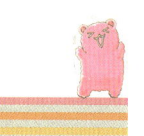
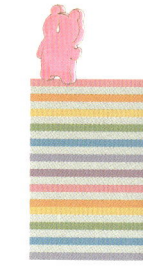

보람 없는 근육 트레이닝은 이제 그만

♥ **기존과 다른 역발상으로 셀룰라이트를 제거한다**

지금까지 일반적인 다이어트 운동은 근육을 단련하여 셀룰라이트를 제거하려 했다. 그에 비해 흔들흔들 운동은 셀룰라이트 자체를 흔들어서 근막을 깨우는 방식이다. 기초대사를 높이고 셀룰라이트를 연소시키고자 하는 흔들흔

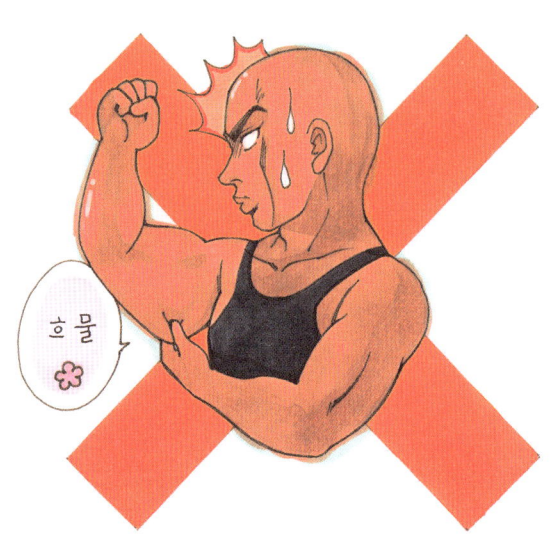

들 운동의 의도는 기존의 다이어트 운동과 같지만, 발상은 완전히 반대다. 흔들흔들 운동이 탄생하게 된 이유는 다이어트를 위해 운동하는 사람들 중에 정작 다이어트에는 별로 도움도 되지 않는 근력 트레이닝만 열심히 하는 사람이 많기 때문이다. 예를 들어 체중과 체지방이 증가하여 '살이 쪄서 그런가? 바지가 꽉 끼네. 허리 살을 좀 빼야겠어'라는 생각에 복근만 단련한다면 어떻게 될까? 복부 이외의 지방은 그대로 방치한 채 매일 움직이는 근육만 꾸준히 움직이게 된다. 평소에 움직이지 않는 부위를 단련하자고 마음먹어보지만, 힘든 것에 비해 그다지 효과가 없어서 결국 포기하고 만 경험이 있을 것이다. 그에 비해 몸을 흔들어 잠들어 있는 근육을 깨워서 셀룰라이트를 연소시키는 방식은 매우 효율적이다.

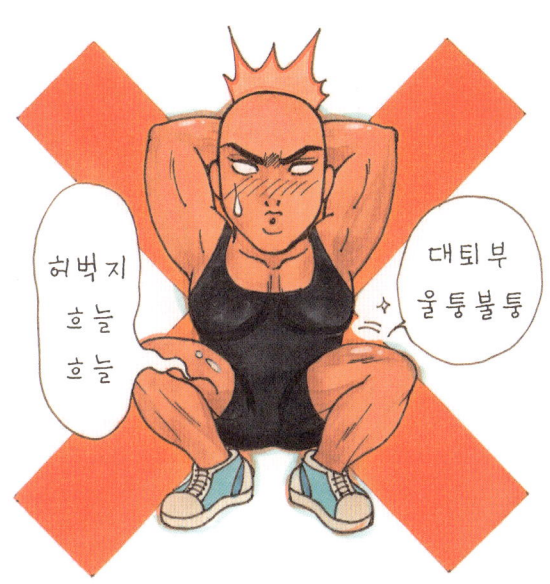

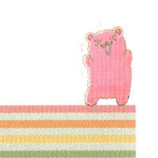
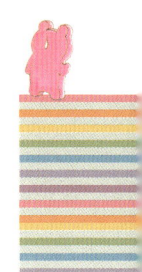

exercise
언제 어디서나 바로 시작할 수 있는 흔들흔들 체조

몸 중에서 고민이 되는 부위가 있다면 생각날 때 바로 흔들어 준다!

흔들흔들 체조는 시간과 장소의 구애를 받지 않고, 하고 싶을 때 그 자리에서 바로 실시할 수 있다. 다이어트의 적인 셀룰라이트를 늘 흔들어서 깨워 놓으면 생활에 변화를 주지 않고도 몸에서 지방을 연소시킬 수 있다.

1 사무실에서
의자에 앉은 상태에서 양쪽 무릎을 재빠르게 벌렸다 오므린다
대퇴부와 종아리가 흔들흔들~.

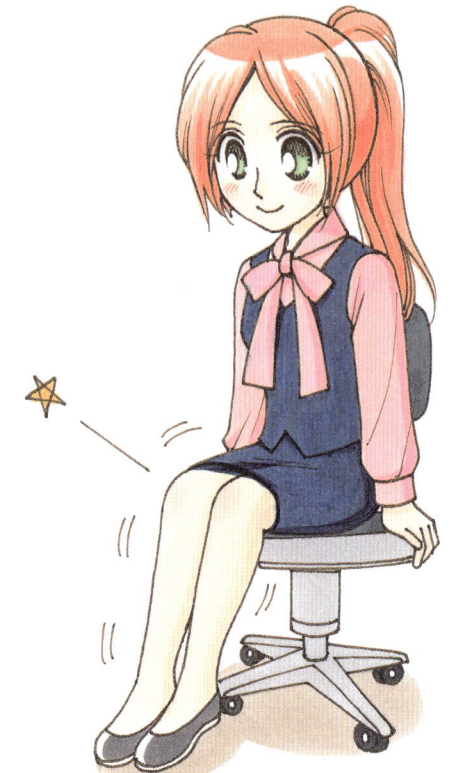

2 회사 탕비실에서

두 팔을 머리 위로 올리고 배구에서
토스하는 듯한 자세로 조금씩 흔든다

두 팔과 겨드랑이가 흔들흔들~.
이 때 손은 여덟 팔(八)자 모양이
되게 한다. 그러면 견갑골을
닫아주는 체조도 겸할 수 있다.

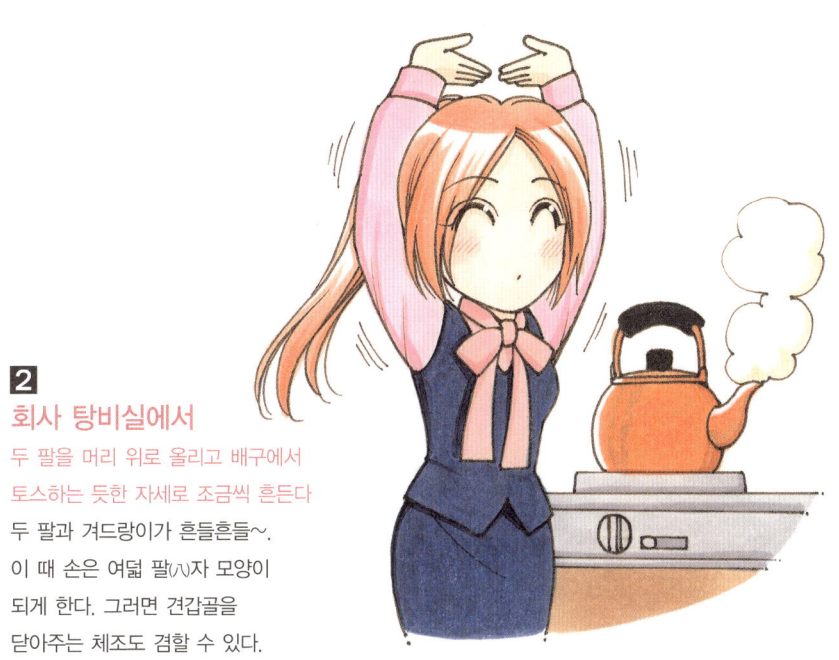

두 팔을 올리고 인도 스타일로
조금씩 흔든다

두 팔과 겨드랑이가 흔들흔들~.
이 때 손은 식당 종업원들이
쟁반 들 때와 같은 모양이 되게 한다.
그러면 견갑골을 열어주는
체조도 겸할 수 있다.

3 텔레비전을 보면서

양쪽 무릎을 가볍게 구부린 상태에서 몸을 좌우로 흔든다
대퇴부 뒤쪽과 엉덩이, 허리 주위가 흔들흔들~.

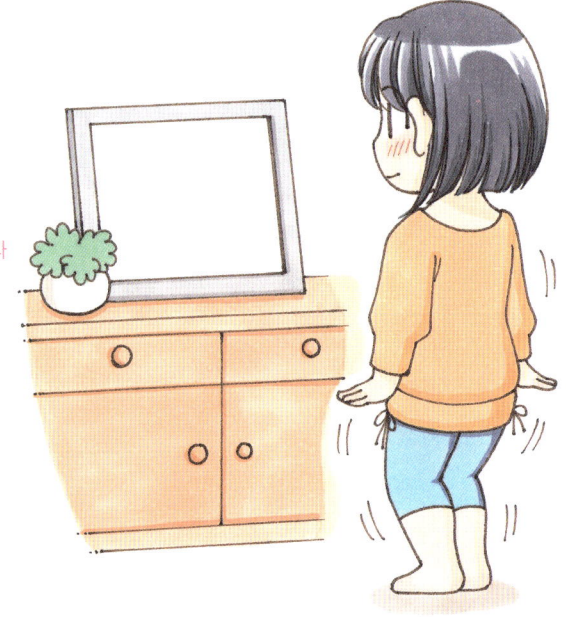

4 소파에 앉아서

소파 팔걸이에 발바닥을 붙이고 누운 상태에서 다리를 흔든다
배가 흔들흔들~.

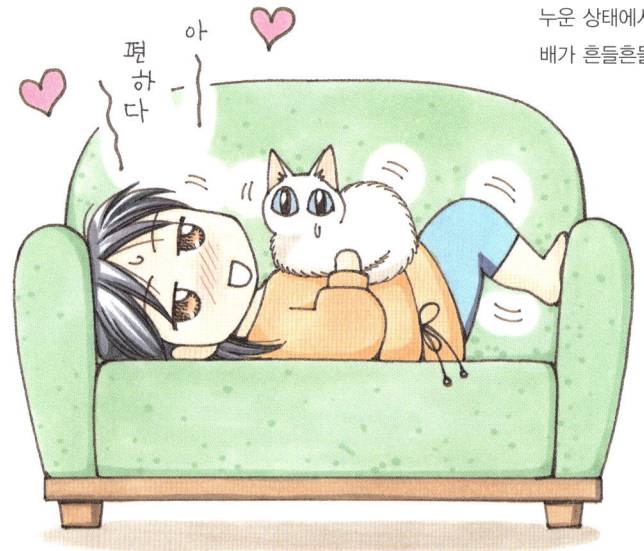

5 음악에 맞춰서

한쪽 팔은 위로 올리고,
한쪽 팔은 아래로 내린 상태에서
손바닥을 인사하듯 흔든다
두 팔이 흔들흔들~.

6 욕실에서

발바닥을 욕조 벽에 대고,
손으로 욕조를 밀면서 무릎을 흔든다
배와 엉덩이, 대퇴부가 흔들흔들~.

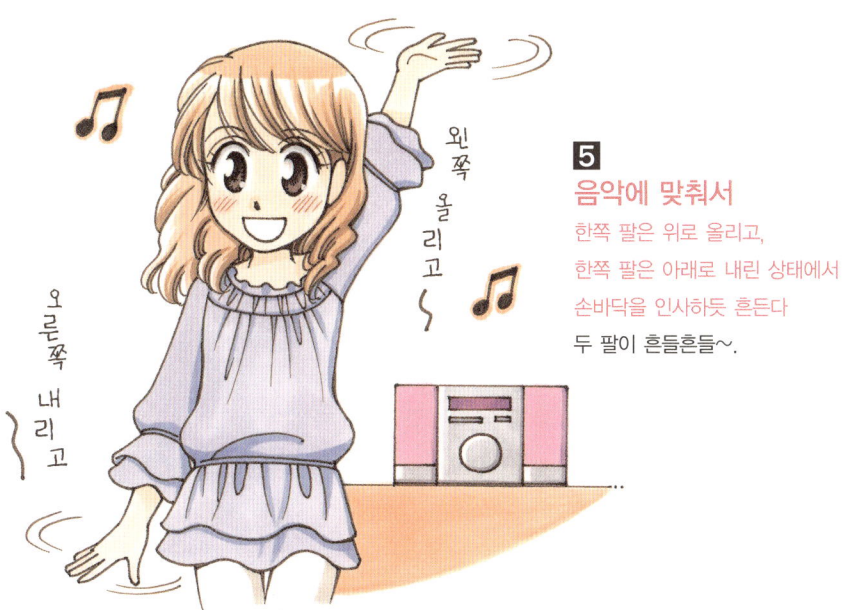

column

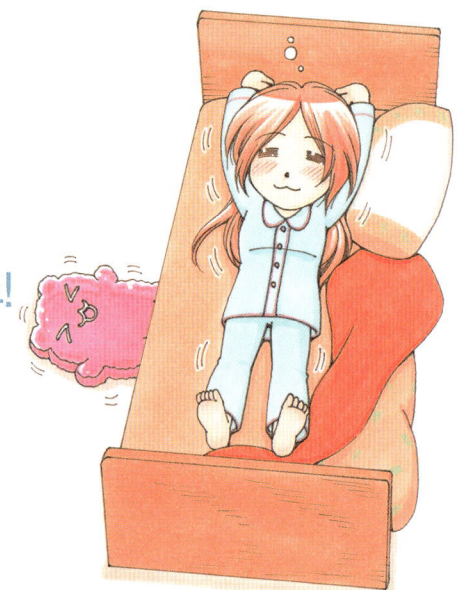

**몸에서 힘을
빼는 것이 포인트!**

다이어트를 위한 운동은 시작하기에 앞서 근력이 필요하다. 근력이 없으면 운동을 해도 좀처럼 지방이 연소되는 단계까지 이르기 어렵다. 하지만 '흔들흔들 운동'은 힘을 빼고 몸에 있는 셀룰라이트를 흔들어주는 것이 핵심이므로 체력과 근력이 약한 사람도 할 수 있는 운동이다.

열중해서 힘을 줘 운동을 하다보면, 결국 항상 힘을 주는 부위에만 힘이 들어가기 때문에 자극을 받지 못하는 부위의 셀룰라이트는 그대로 남아 있게 된다. 운동은 힘을 빼고 긴장을 푼 상태에서 실시하는 것이 중요하다.

지방이 축적되지 않는 몸 만들기

앞에서는 이미 형성된 지방을 제거하는 운동을 소개했다.
지금부터는 지방이 축적되지 않는 몸 만드는 방법을 소개하려 한다.
이 운동은 셀룰라이트가 제거된 몸을 유지시켜 줄 뿐만 아니라,
몸 상태를 개선해 줄 것이다.

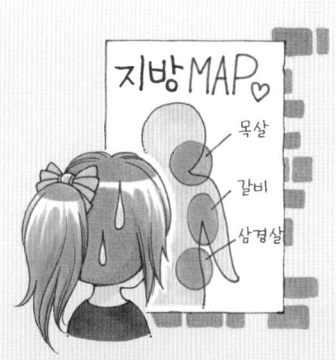

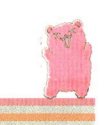
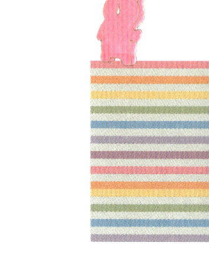

배와 허리 주위에 지방이 쌓이는 이유

♥ **지방은 빈틈을 좋아한다!?**

배, 엉덩이, 허리, 목 주위, 대퇴부는 다이어트의 적인 지방이 쉽게 쌓이는 부위이다. 그 이유는 무엇 때문일까? 75페이지의 지방 MAP을 자세히 살펴보면 지방이 붙기 쉬운 부위에는 공통점이 있음을 알 수 있다. 그 이유를 살펴보자.

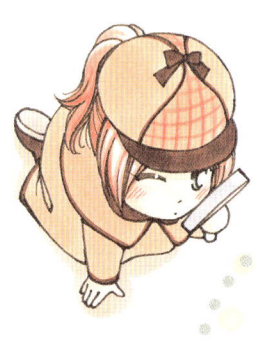

힌트 1
스포츠선수가 은퇴한 뒤에 살이 찌는 것은 ○○가 없어지기 때문이다.

힌트 2
관절을 구부리면 보이지 않는다.

힌트 3
흐린 오렌지색 면적을 비교해보자!

➡ 정답은 76페이지

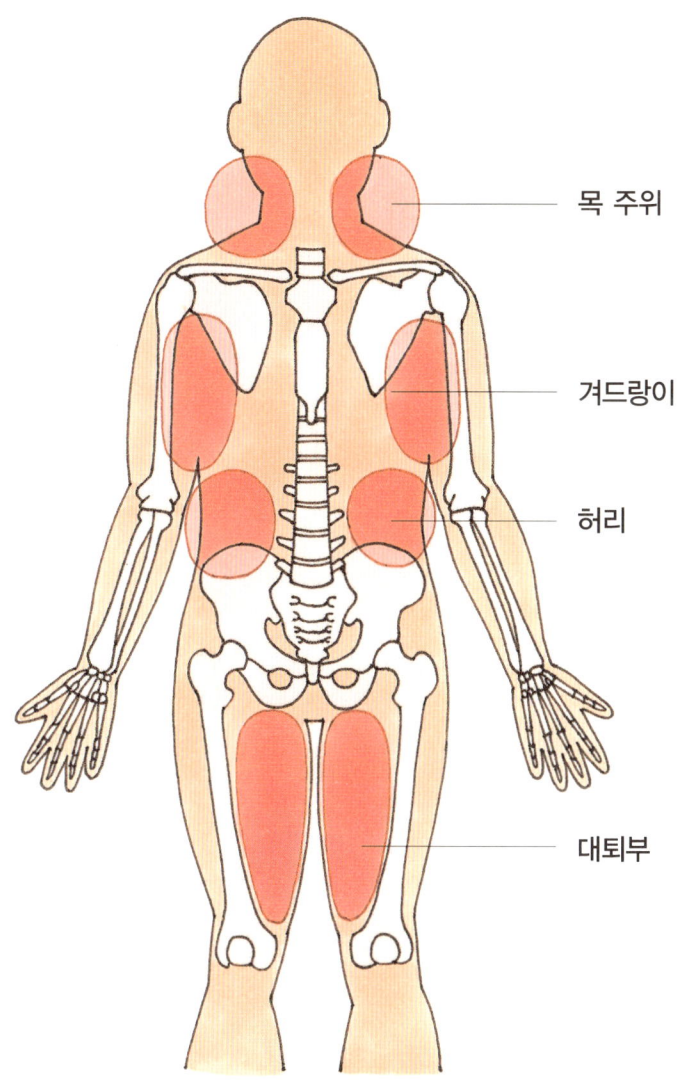

목 주위

겨드랑이

허리

대퇴부

**지방이 붙기 쉬운
영역 지방 MAP**

당신의 지방 매장량(埋藏量)은?

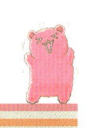 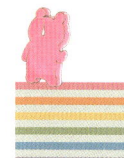

운동선수와 임산부의 공통점

♥ **체형과 근육의 변화로 생긴 공간 중에 뼈가 없는 곳에 지방이 쌓인다**

지방이 잘 붙는 부위란 바로 '뼈가 없는 공간'을 말한다. 75페이지의 지방 MAP을 보면 알 수 있듯이 굵은 뼈가 없는 곳은 어디가 됐든 지방이 쉽게 쌓이는 흔들흔들 영역이다. 운동선수가 은퇴한 뒤에 살이 찌는 경우가 많다. 그것은 현역시절 근육을 단련함에 따라 그에 맞춰 골격이 커졌다가, 은퇴하고 근육이 줄어들면서 골격 안에 그만큼 공간이 생기기 때문이다. 그

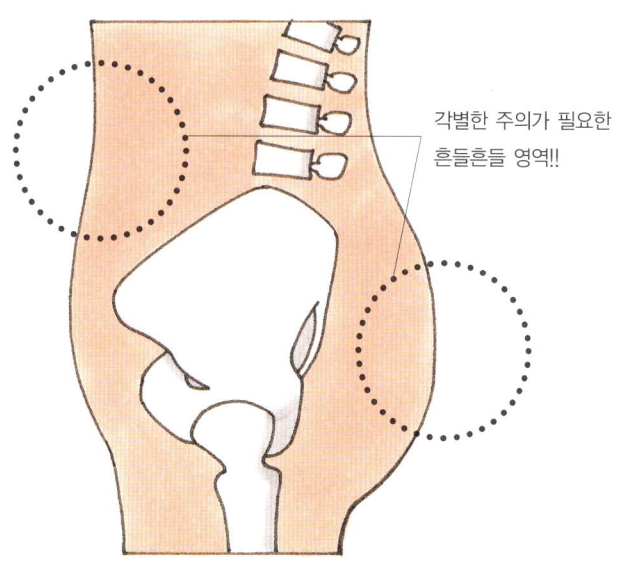

각별한 주의가 필요한
흔들흔들 영역!!

골반이 벌어진 상태

상태에서 현역시절과 똑같은 양의 칼로리를 섭취하면 그곳에 금방 지방이 쌓인다. 임산부도 마찬가지다. 임신을 하면 2, 3킬로그램인 태아를 뱃속에 품고 있기 위해, 즉 그만큼의 공간을 확보하고, 무게를 지탱해주기 위해 골반이 크게 벌어진다. 출산한 뒤에 골반이 벌어진 채로 그대로 방치하면 그곳에 지방이 빠르게 쌓인다. 다시 말해 지방이 쌓이지 않도록 하기 위해서는 골격을 교정하는 것이 대단히 중요하다.

물론 올바른 식생활과 규칙적인 생활리듬, 적당한 운동 역시 중요하다. 하지만 그런 생활을 꾸준히 이어갈 수 있는 것도 몸의 골격이 바로 섰을 때 가능하다. 골격이 비뚤어지면 몸의 전체적인 균형이 무너지기 때문이다. 골을 바르게 교정하는 것은 이상적인 몸매의 기본이다.

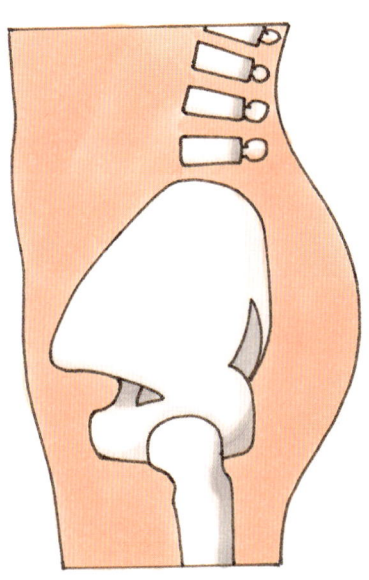

골반이 닫힌 상태

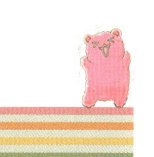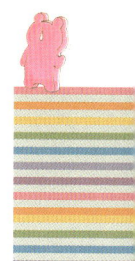

관절 안쪽은 지방의 은신처

♥ **겉으로 봐서 알 수 없는 지방은 꼬집어서 찾아낸다**

앞으로 튀어나온 배의 지방은 누가 봐도 금방 알 수 있다. 하지만 지방이 숨어 있는 공간은 관절을 구부리거나 접은 상태에서는 감지할 수 없는 곳에 많이 있다. 예를 들어 두 팔이라든가 허벅지와 같은 관절의 가동역(可動域) 안쪽, 다시 말해 관절이 움직이는 범위 안쪽에 해당하는 부분에 특히 지방이 많이 숨어 있다. 눈에 잘 띄지 않는 곳에 잠들어 있는 근육은 아무리 격렬하게 운동을 해도 깨어나지 않는 경우가 많아서 여간해서는 단련하기 어

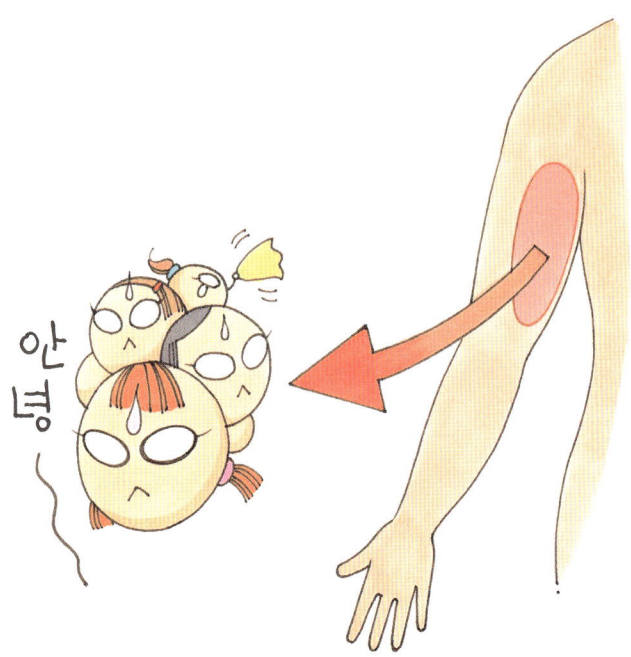

렵다.

그렇게 근막과 근육이 둔해져서 흔들흔들 영역이 된 부위는 몸을 흔들었을 때 흔들리지 않는 부위보다 꼬집으면 훨씬 아프다. 지금까지 자극을 받지 못했던 근막이 그만큼 놀랐다는 증거이다. 흔들리는 부위를 억지로 힘을 주어 아무리 흔들리지 않게 해도 꼬집어보면 고통이 느껴지므로 지방이 숨어 있는 곳인지 아닌지를 금방 알 수 있다. 흔들흔들 영역은 꾸준히 흔들어주기만 해도 꼬집었을 때 느껴지는 고통이 줄어든다. 여기서 한 가지 당부할 말이 있다. 다른 사람은 꼬집지 말고, 부디 자신의 흔들흔들 영역만 꼬집기 바란다.

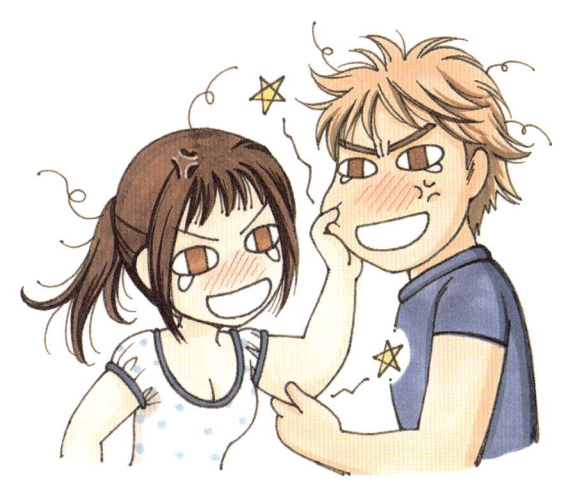

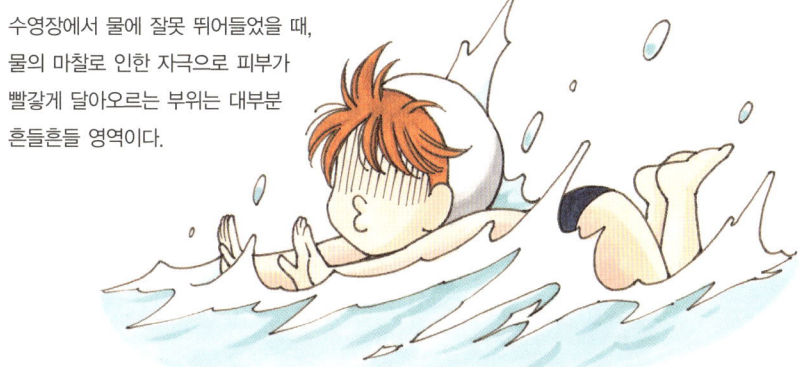

수영장에서 물에 잘못 뛰어들었을 때, 물의 마찰로 인한 자극으로 피부가 빨갛게 달아오르는 부위는 대부분 흔들흔들 영역이다.

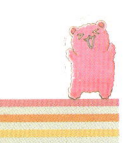 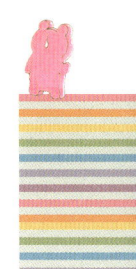

튼튼한 골격은 다이어트의 기본!

♥ 자세가 바르지 못하면 골격이 비뚤어져서 지방이 축적된다

골격 중에서도 척추, 골반, 견갑골은 자동차에 있는 네 개의 바퀴처럼 인간의 신체구조에서 매우 중요한 역할을 담당하고 있다. 이 뼈들이 바르지 못하면 혈액이나 림프의 흐름에 장애가 생기면서 기초대사가 저하된다. 그러면 몸이 붓거나 지방이 생성될 뿐만 아니라, 휘어서 넓어진 골격으로 인해 지방이 축적되는 범위가 확대되어 한층 더 살이 찌기 쉬운 체질로 바뀌게 된다. 새우등과 같이 등이 구부정하면 배에 지방이 붙듯이, 책상다리와 옆으로 앉기 등과 같은 바르지 못한 자세는 지방이 쌓이는 공간을 만드는 원인이 된다.

골반과 견갑골은 하루 24시간 동안 열리고 닫히는 개폐운동을 한다. 나아가 한 달 주기로 개폐운동을 하기도 한다. 이 주기를 정확하게 이해하여 골격에 불필요한 공간이 생기지 않도록 교정하는 것이 중요하다. 흔들흔들 운동에서 골반과 견갑골에 대해 언급한 대로 몸을 흔들어서 근막을 깨우고 기초대사를 향상시켰어도 몸의 골격이 바르지 않으면 효과는 반감된다. 모처럼 연소시킨 지방이 다시 생기지 않게 먼저 자신의 골격 상태를 잘 살펴보도록 하자.

지방 4개 조항

중요한 것은

*지방이 생성되지 않는 생활

*지방이 쌓이지 않는 골격

*지방을 깨우는 근막

*지방을 연소시키는 근육

자, 당신의 골격을 살펴보자!

➡ P84 골반 진단

뼈 때문에 살이 빠지기도 하고 찌기도 한다

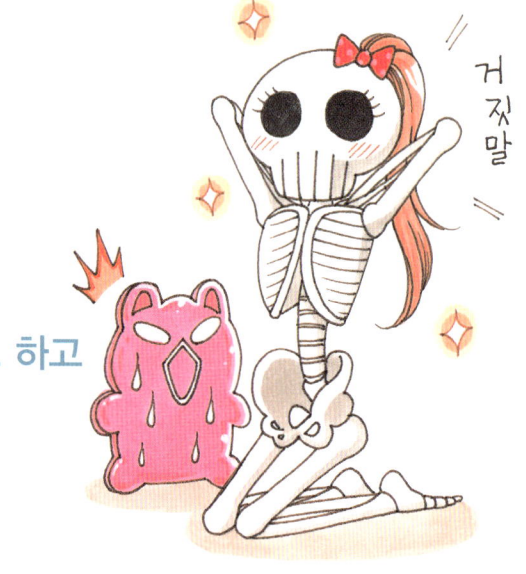

흔히 사람들은 지방만 제거하면 다이어트가 된다고 생각하는 경향이 있다. 하지만 지방과 근육이 발달함에 따라 성장하는 뼈를 등한시해서는 안 된다. 골격이 바르면 지방도 쉽게 쌓이지 않는다. 한편, 날씬해지고 싶어서 무작정 식사를 거르는 사람이 있는데, 그것은 옳은 방법이 아니다. 오히려 영양 부족으로 뼈가 얇아지고 결국 골다공증에 걸릴 수도 있다. 뼈가 약하면 근육 역시 발달하지 못하기 때문에 근육이 늘어지게 된다.

튼튼한 뼈 만들기는 다이어트의 기본이다! 우리 모두 뼈미인이 되자!

6

흔들어서 바로잡는다!
서서 할 수 있는 골반 체조

지방이 쌓이지 않는 몸 만들기의 기본은 바른 골격이다.
그중에서도 나쁜 자세와 운동 부족으로 골반이 굳거나
비뚤어지면 아름다운 몸매를 기대하기 어렵다.
그리고 기초대사가 저하될 뿐만 아니라
여분의 지방이 쌓일 수 있는 공간을 만들어준다.
바른 위치에서 원활하게 개폐운동을 하는 건강한 골반을 만들자!

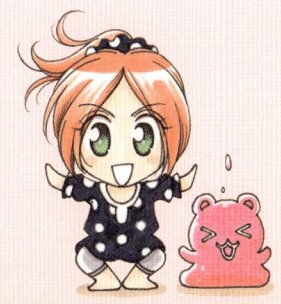

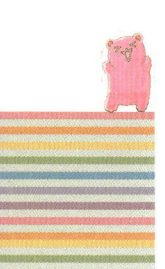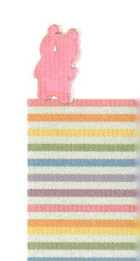

exercise

서서 할 수 있는 골반 닫기 체크!

허벅지를 굽혔다 폈다 하는 동작으로 골반의 닫히는 정도를 진단한다

이 동작을 통해 골반이 닫히는 정도를 체크할 수 있다.
이상적인 골반은 골반 열기뿐만 아니라 닫기도 원활하게 이루어진다.
만약 이 동작을 따라 할 수 없다면 당신의 골반은 '열린 유형' 이다.

1
**두 엄지발가락을 붙이고
발뒤꿈치는 90도 정도 벌린다**
앞을 보고 선 상태에서 두 발의 엄지발가락을 서로
붙인다. 두 손을 나란히 앞으로 뻗으면
균형 잡기가 편하다.

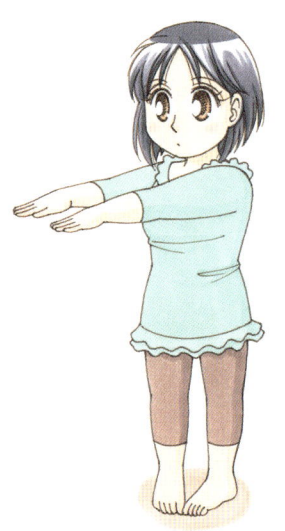

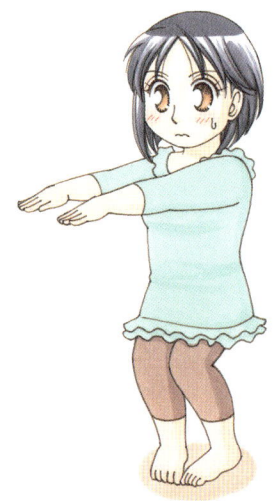

2
**두 무릎을 붙이면서
천천히 엉덩이를 내린다**
발바닥이 지면에서 떨어지지 않도록 주의하면서
엉덩이를 내미는 듯한 느낌으로 앉는다.
가능한 한 등은 구부리지 말고 곧게 펴야 한다.

3
웅크리고 앉은 자세를 3초 동안 유지한다

발끝을 붙인 상태에서 이 자세를
유지할 수 있다면, 골반 닫기 동작이
정상적으로 이루어지고 있다는 의미이다.

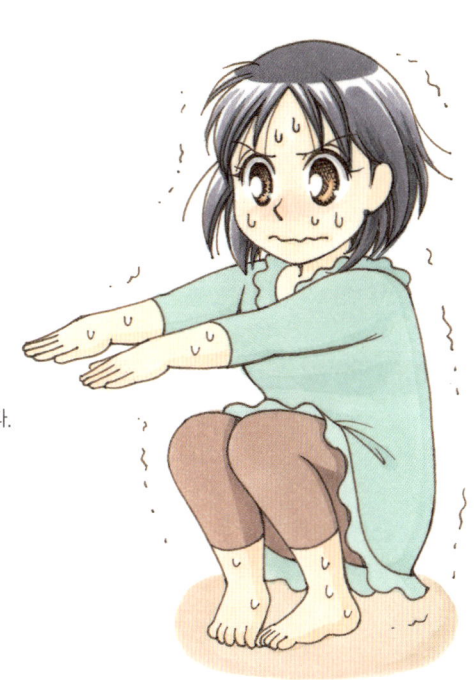

NG

이 동작을 실시하다가 쓰러진
사람은 골반이 '열린 유형'이다.
골반 닫기 동작이 원활히 이루어질 수
있도록 88페이지에 있는
'열린 유형'을 위한 골반체조를
해보자!

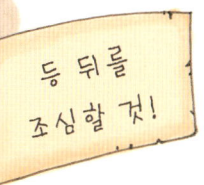

등 뒤를 조심할 것!

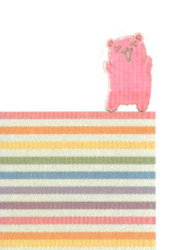 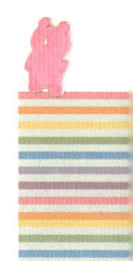

exercise

서서 할 수 있는 골반 열기 체크!

대퇴부를 굽혔다 펴는 동작으로 골반의 열리는 정도를 진단한다

이 동작으로 골반의 열리는 정도를 체크할 수 있다.
골반은 바른 위치에서 닫기뿐만 아니라 열기도 원활하게 이루어져야 이상적이다. 이 동작을 따라 하지 못하는 사람의 골반은 '닫힌 유형'이다.

1
똑바로 서서 발뒤꿈치를 붙이고 발끝은 90도 정도 벌린다
두 발의 발뒤꿈치를 딱 붙인다. 두 손을 나란히 앞으로 뻗으면 균형 잡기가 편하다.

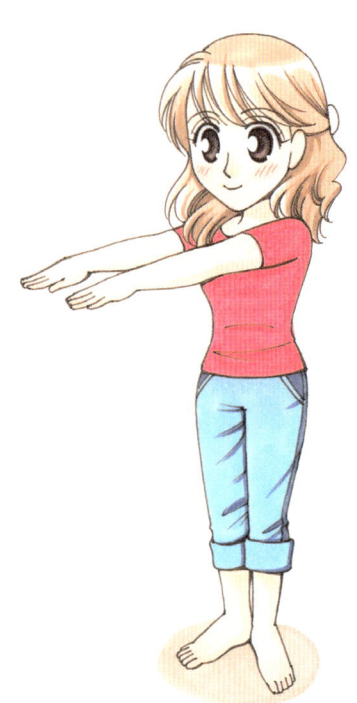

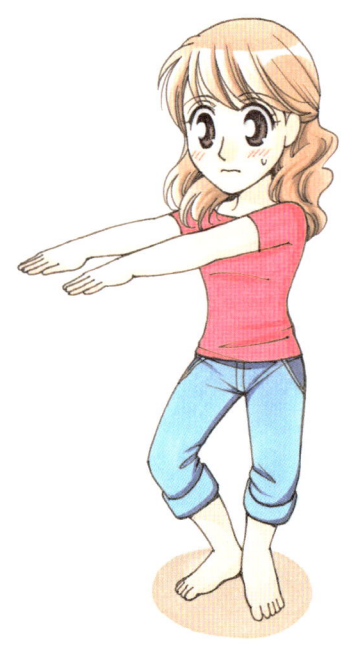

2
무릎을 벌리면서 천천히 앉는다
무릎을 발끝과 같은 방향으로 벌리면서 발바닥이 지면에서 떨어지거나 몸이 옆으로 기울지 않도록 주의하며 앉는다.

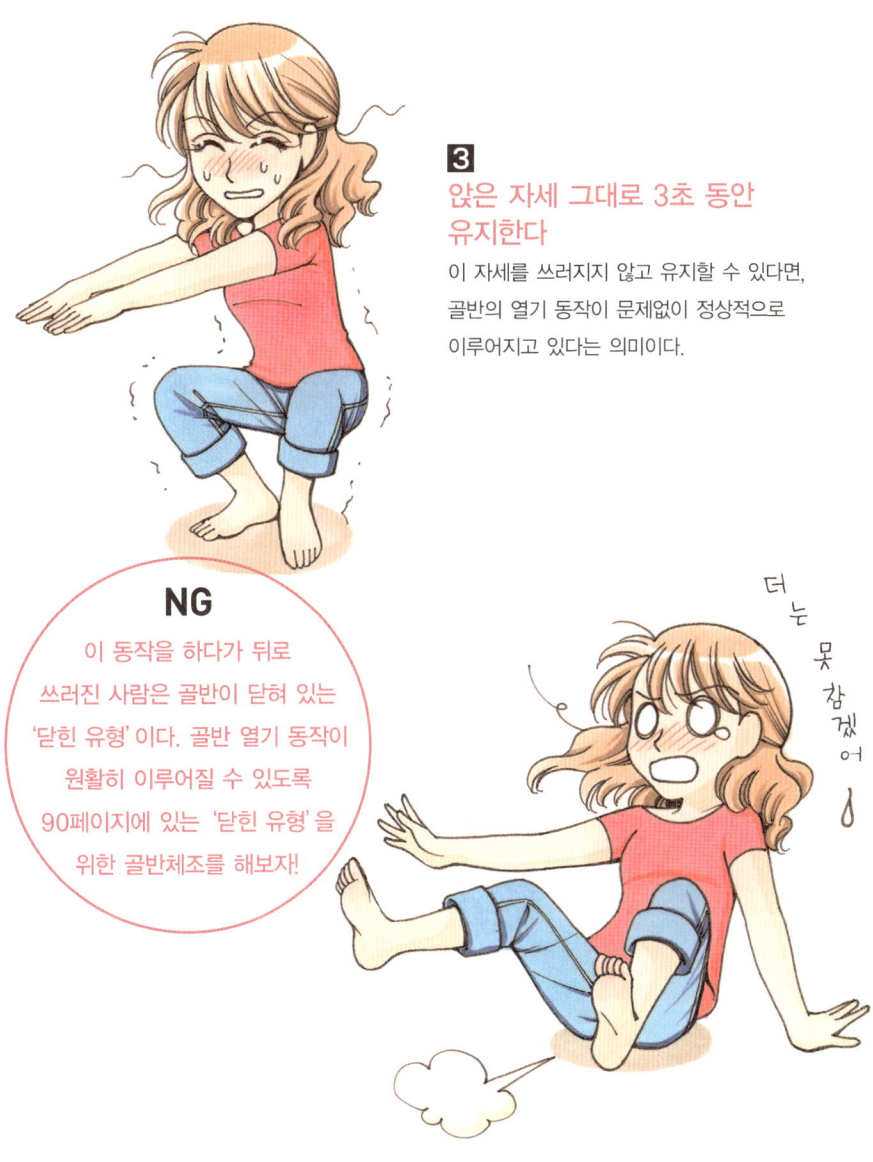

3
앉은 자세 그대로 3초 동안 유지한다

이 자세를 쓰러지지 않고 유지할 수 있다면, 골반의 열기 동작이 문제없이 정상적으로 이루어지고 있다는 의미이다.

NG
이 동작을 하다가 뒤로 쓰러진 사람은 골반이 닫혀 있는 '닫힌 유형'이다. 골반 열기 동작이 원활히 이루어질 수 있도록 90페이지에 있는 '닫힌 유형'을 위한 골반체조를 해보자!

앞의 두 동작을 모두 따라하지 못하는 사람은 골반의 개폐운동이 원활히 이루어지지 않는 '경직된 골반'이다. 88페이지의 '열린 유형'을 위한 체조와 더불어 90페이지에 있는 '닫힌 유형'을 위한 체조를 균형 있게 실시하기 바란다.

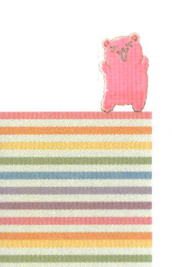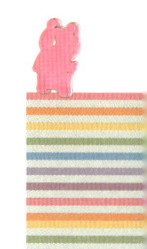

exercise

'열린 유형'을 위한 골반 체조

허벅지를 이용한 골반 닫기 운동

골반이 열린 사람에게 적합한 운동으로, 골반이 안쪽으로 닫히는 범위를 넓혀줌으로써 개폐동작의 균형이 좋아진다.

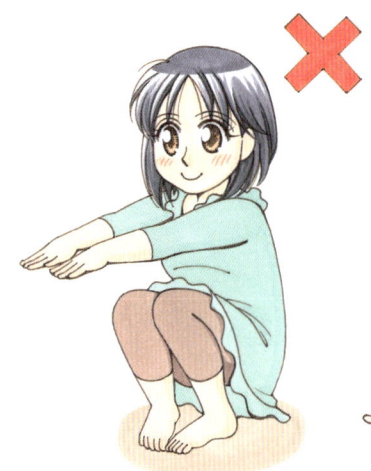

허벅지로 굽혔다 펴기 동작을 못하는 '열린 유형'은…

골반의 닫히는 정도를 테스트했을 때, 허벅지만으로 앉지 못한 사람은 허벅지 근육인 내전근을 단련하자!

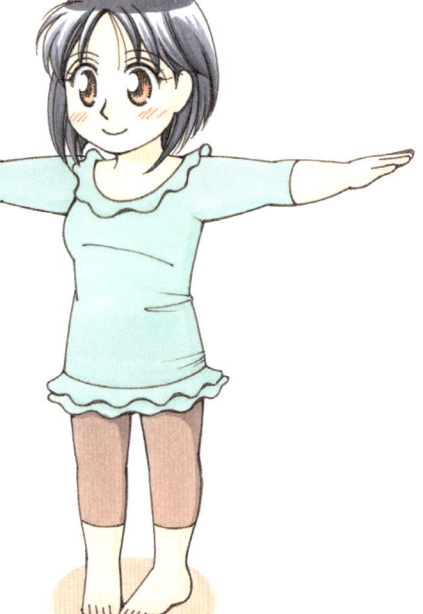

1
엄지발가락을 서로 붙이고, 발뒤꿈치를 90도 정도 벌린다

시선은 정면을 향한 채 두 발의 엄지발가락을 꼭 붙인 다음, 두 팔은 수평이 되도록 양쪽으로 벌린다.

2
허벅지를 그대로 굽혔다 편다

두 팔을 가슴 앞에서 교차시키는 사이에 무릎을 1회 굽혔다 편다. 두 팔을 수평으로 벌리는 사이에 다시 무릎을 굽혔다 편다. 이 동작을 3회 반복한다. 발바닥이 지면에서 떨어지거나 몸이 기울지 않도록 주의한다.

3
무릎을 조금씩 깊게 구부린다

발뒤꿈치를 지면에 붙이고 무릎을 살짝 구부린 상태에서 가볍게 위아래로 움직여 내전근을 자극한다. 처음에는 너무 깊게 구부리지 말고, 차차 익숙해진 다음에 상체를 더욱 아래로 내리면 더 큰 효과를 얻을 수 있다.

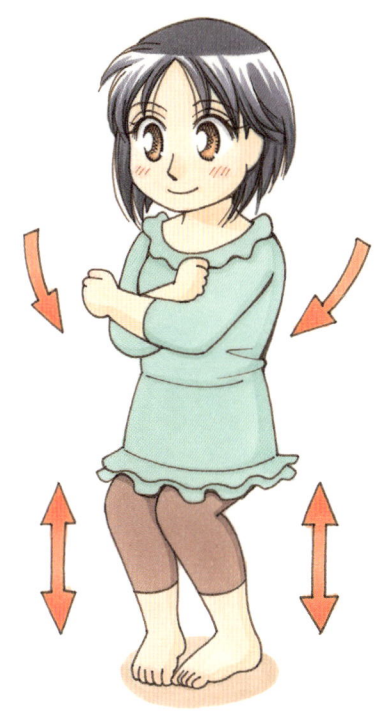

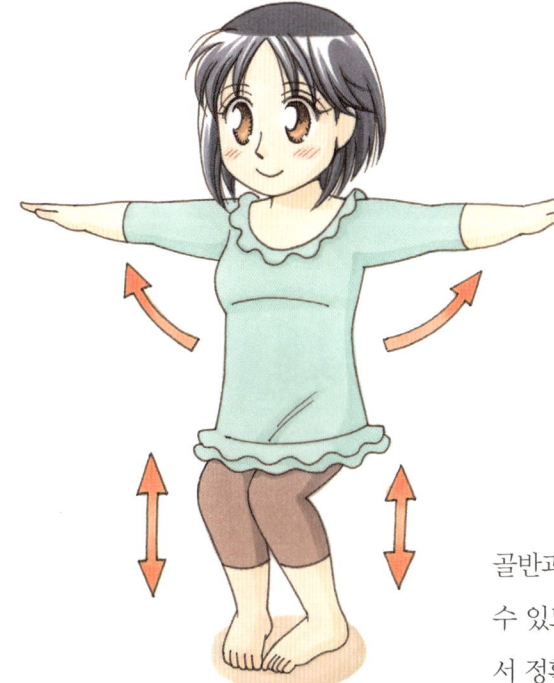

골반과 함께 견갑골을 자극할 수 있도록 팔의 동작을 신경 써서 정확하게 실시한다.

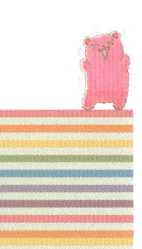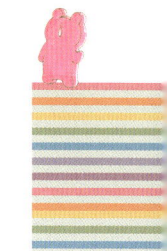

exercise

'닫힌 유형'을 위한 골반 체조

대퇴부를 이용한 골반 닫기 운동

골반이 닫힌 유형을 위한 운동으로 바깥쪽으로 열리는 골반의 범위를 넓혀 줌으로써 개폐동작의 균형이 좋아진다.

대퇴부로 굽혔다 펴는 동작을 못하는 '닫힌 유형'은…

골반의 닫히는 정도를 테스트했을 때, 대퇴부로 굽혔다 펴는 동작을 못한 사람은 바깥쪽으로 움직이는 범위 강화하자!

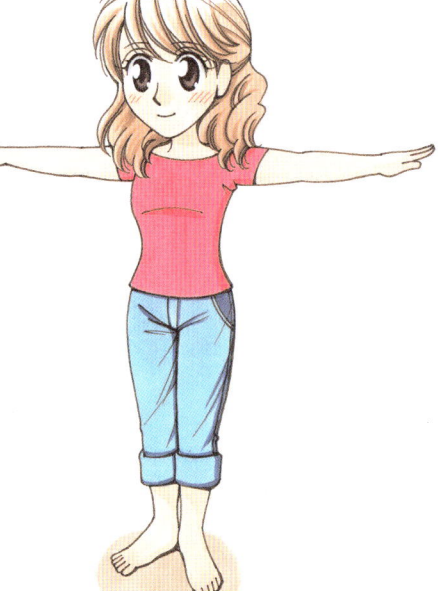

발뒤꿈치를 붙이고, 발끝을 90도 정도 벌린다

앞을 보고 서서 두 발의 발뒤꿈치를 서로 붙인다. 두 팔을 나란히 앞으로 뻗으면 균형 잡기가 편하다.

2 대퇴부를 그대로 살짝 굽혔다 편다

두 팔을 가슴 앞에서 교차시키는 사이에 무릎을 1회 굽혔다 편다. 두 팔을 수평으로 벌리는 사이에 다시 무릎을 굽혔다 편다. 이 동작을 3회 반복한다. 발바닥이 지면에서 떨어지거나 몸이 옆으로 기울지 않도록 주의한다.

3 무릎을 조금씩 깊게 구부린다

발뒤꿈치가 지면에서 떨어지지 않게 조심하면서 무릎을 살짝 구부린 상태에서 가볍게 위아래로 움직인다. 처음부터 무리해서 너무 깊게 구부리지 말고, 익숙해진 뒤에 상체를 더욱 아래로 내리는 것이 효과적이다.

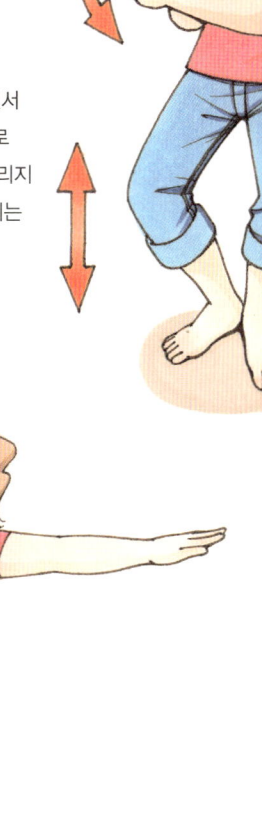

골반과 함께 견갑골을 자극할 수 있도록 팔 동작에 주의를 기울여 정확하게 실시하기 바란다.

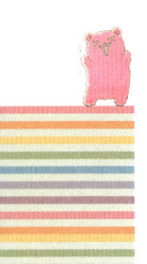
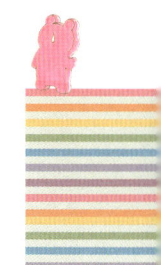

exercise

골반 주위 근육을 단련한다

엄지발가락 부딪치기 체조

골반이 바른 위치에서 몸의 균형을 잡아줄 수 있도록 골반 주위 근육을 단련하자.

1

앞을 보고 앉아서 두 손을 허리 뒤에 놓는다

팔꿈치를 살짝 구부려서 안정적으로 몸의 균형을 잡는다.

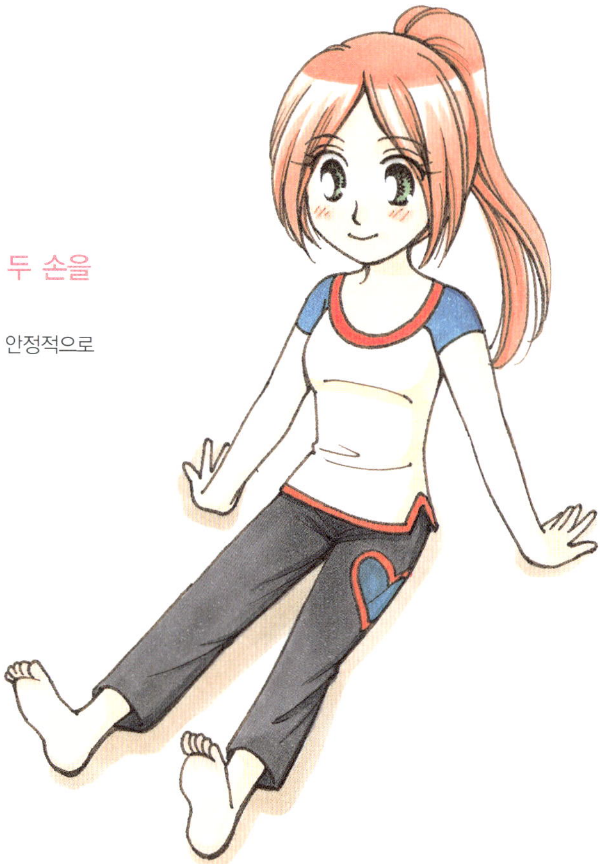

2
다리를 벌리면서 들어올린다

다리를 높이 올릴수록 효과가 커지지만, 힘들면 무리하지 말고 다리를 바닥에 내린 상태에서 실시한다.

3
두 발의 엄지발가락 연결 부분을 부딪친다

발목을 붙이고 엄지발가락의 연결 부분, 즉 발가락 밑의 불룩한 부분을 소리가 날 정도로 서로 부딪친다.

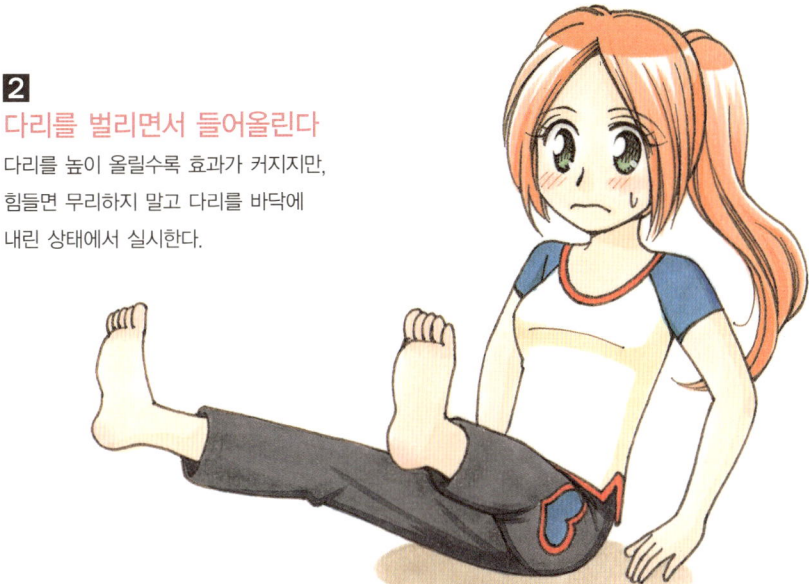

기준 ➡ ➡ ➡ 매일 5~10회

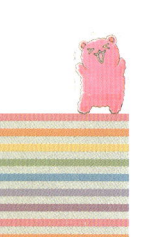
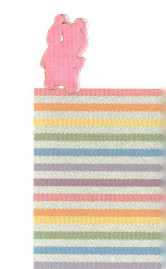

exercise

등의 굴곡라인을 살려준다

등 스트레칭

몸을 균형 있게 움직여서 등 근육을 단련하여 뒷모습을 아름답게 만들자.

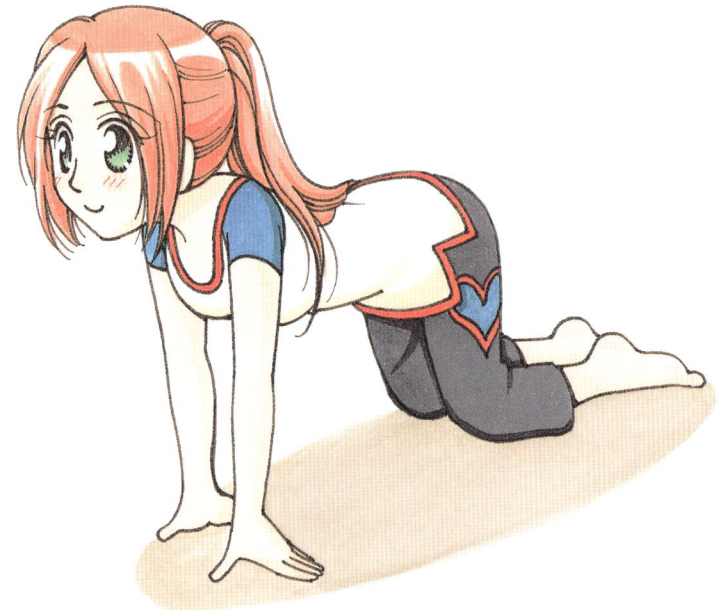

1
두 손을 바닥에 대고
엄지손가락을 앞으로 향한다

엄지손가락을 앞으로 향한 상태에서
두 손을 바닥에 댄다. 이 동작은
옆구리는 조인 상태에서 실시한다.

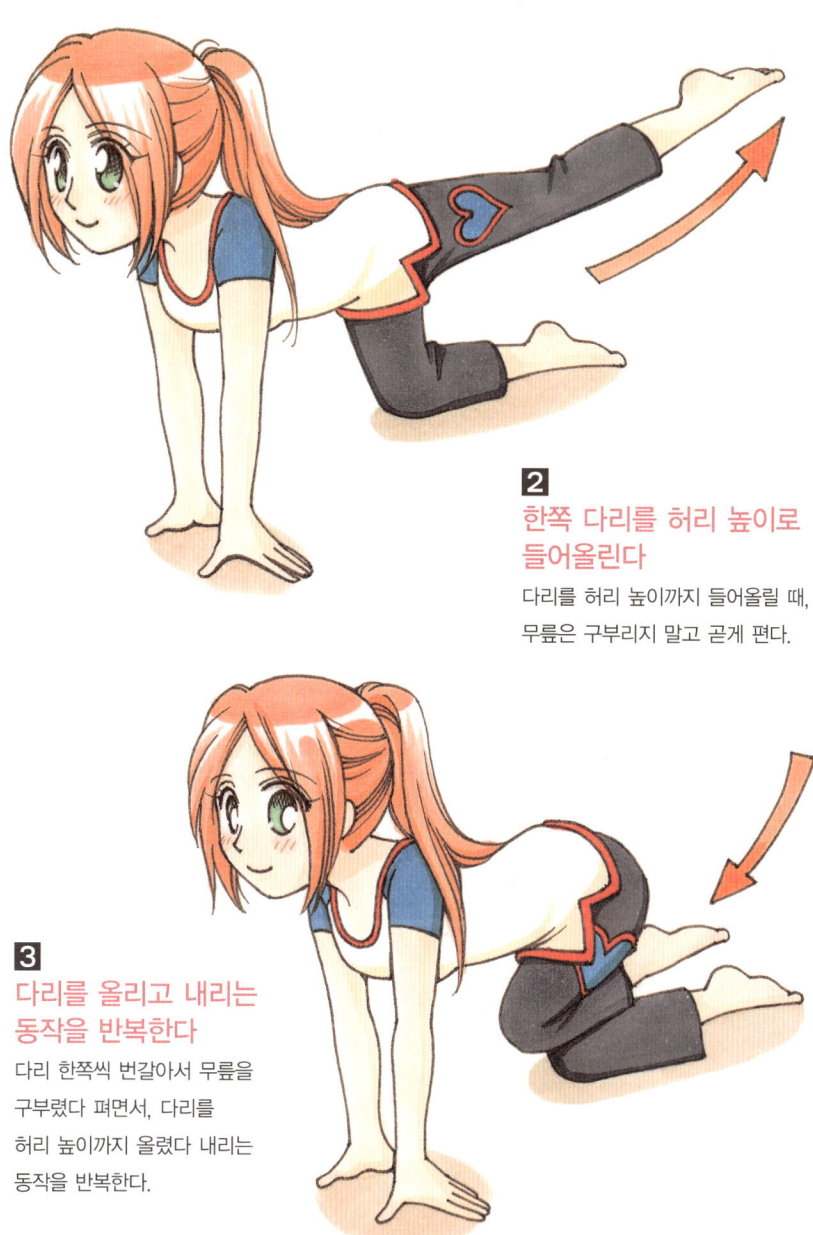

2 한쪽 다리를 허리 높이로 들어올린다

다리를 허리 높이까지 들어올릴 때, 무릎은 구부리지 말고 곧게 편다.

3 다리를 올리고 내리는 동작을 반복한다

다리 한쪽씩 번갈아서 무릎을 구부렸다 펴면서, 다리를 허리 높이까지 올렸다 내리는 동작을 반복한다.

기준 ➡➡➡ 매일 다리 한쪽씩 10~20회

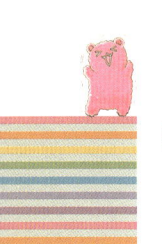

exercise

허리 살을 잡아준다

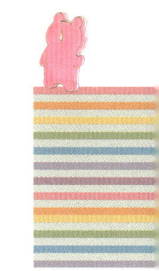

다리 올려 비틀기

다리 올려 비틀기 운동으로 아름다운 S라인 허리를 만들자.

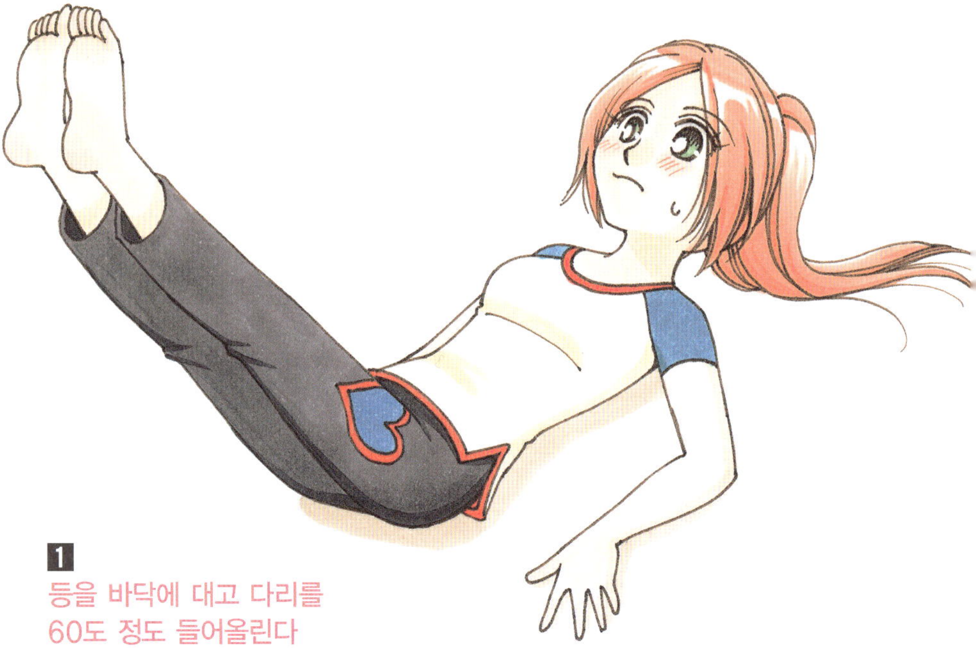

1
**등을 바닥에 대고 다리를
60도 정도 들어올린다**

손바닥을 지면에 대고 몸이 흔들리지 않도록 고정한다. 다리를 들어올릴 때는 무릎을 곧게 뻗는다.

2 다리를 한쪽으로 넘어뜨린다

할 수 있는 데까지 다리를 넘어뜨린 다음 처음 위치로 돌아온다. 이 동작을 할 때는 옆구리 근육을 신경 쓰면서 다른 부위에 힘이 들어가지 않도록 주의한다.

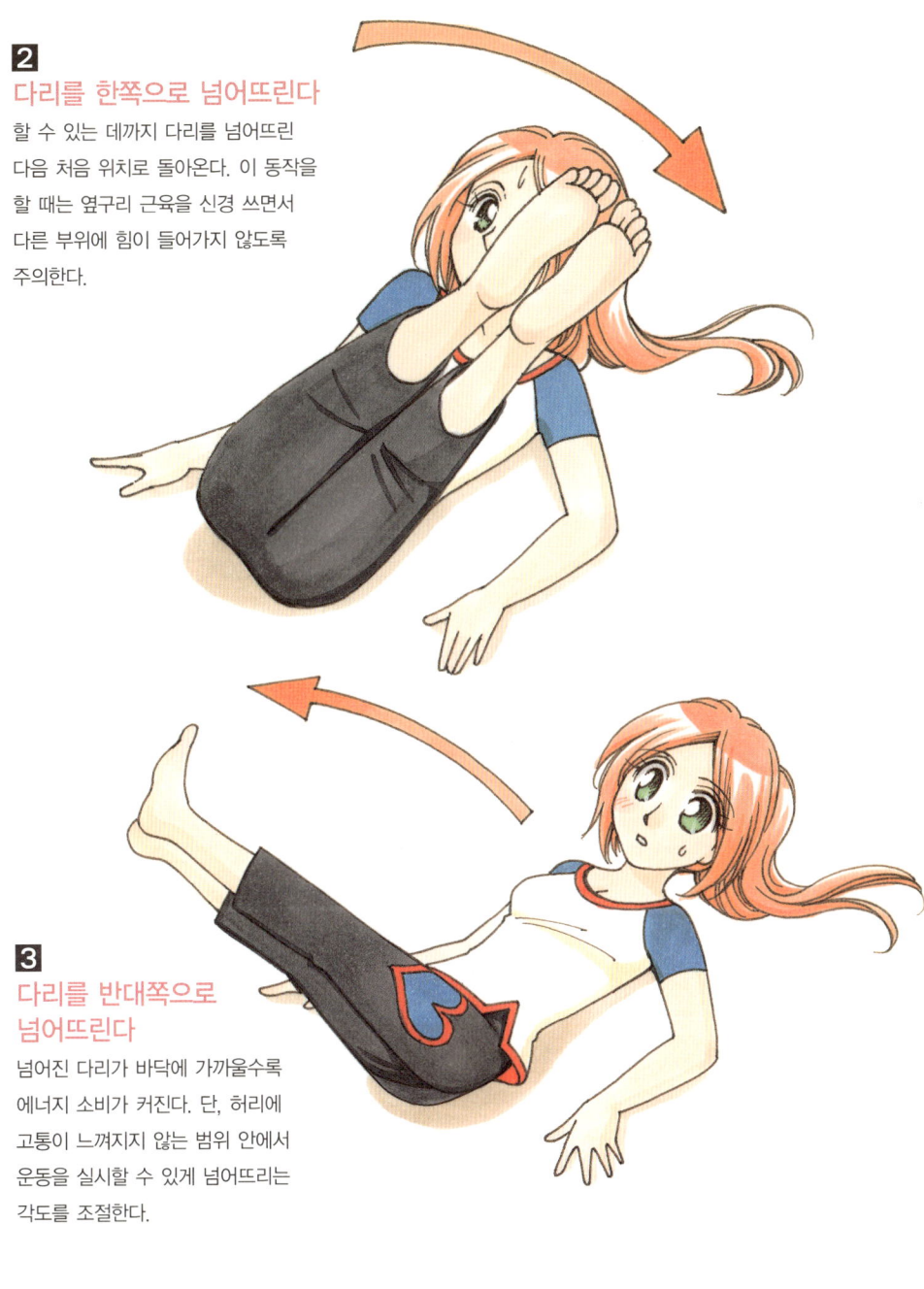

3 다리를 반대쪽으로 넘어뜨린다

넘어진 다리가 바닥에 가까울수록 에너지 소비가 커진다. 단, 허리에 고통이 느껴지지 않는 범위 안에서 운동을 실시할 수 있게 넘어뜨리는 각도를 조절한다.

기준 ➡➡➡ 매일 좌우 5~10회

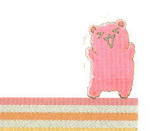
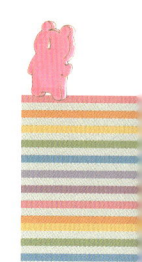

exercise

팔의 라인을 아름답게 만든다

팔 세우기

늘어진 살을 제거하여 팔을 날씬하고 아름답게 만들자.

1
앉아서 두 손을 허리 뒤에 놓는다
다리를 쭉 뻗고 앉은 상태에서 두 손을 허리 뒤에 놓는다. 이때 손의 위치가 허리에서 멀어질수록 에너지 소비가 많아진다.

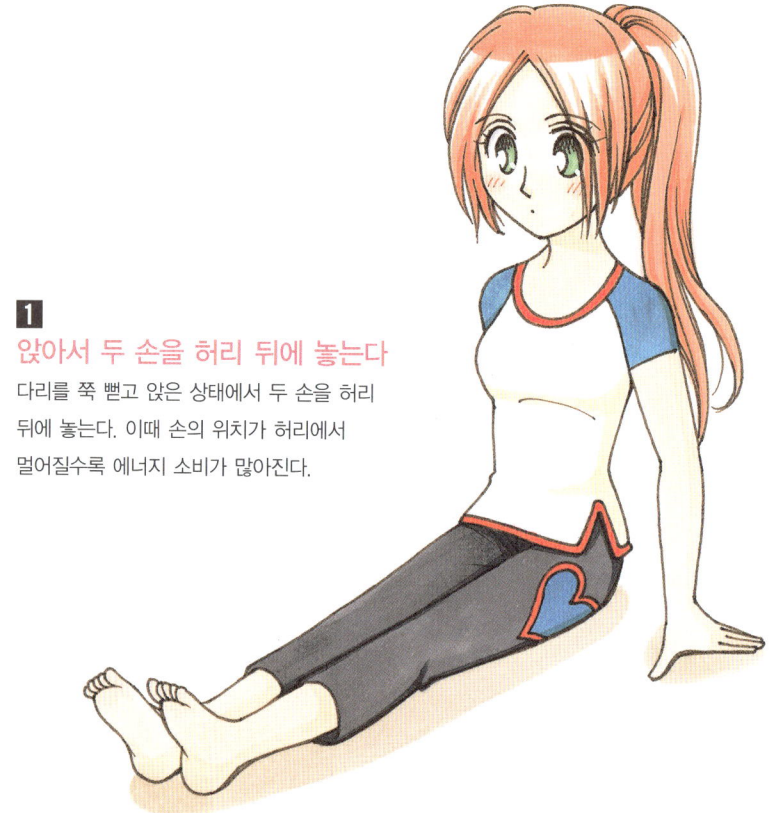

2 옆구리를 당겨 엉덩이를 들어올린다

팔꿈치를 편 상태에서 옆구리를 당겨 엉덩이를 바닥에서 들어올린다. 이때 발뒤꿈치는 지지대 역할만 한다. 두 팔의 근육을 신경 쓰면서 허리를 띄운다.

상급자에게…
손의 위치를 허리에서 멀리 놓을수록 엉덩이를 더 높이 들어올릴 수 있다.

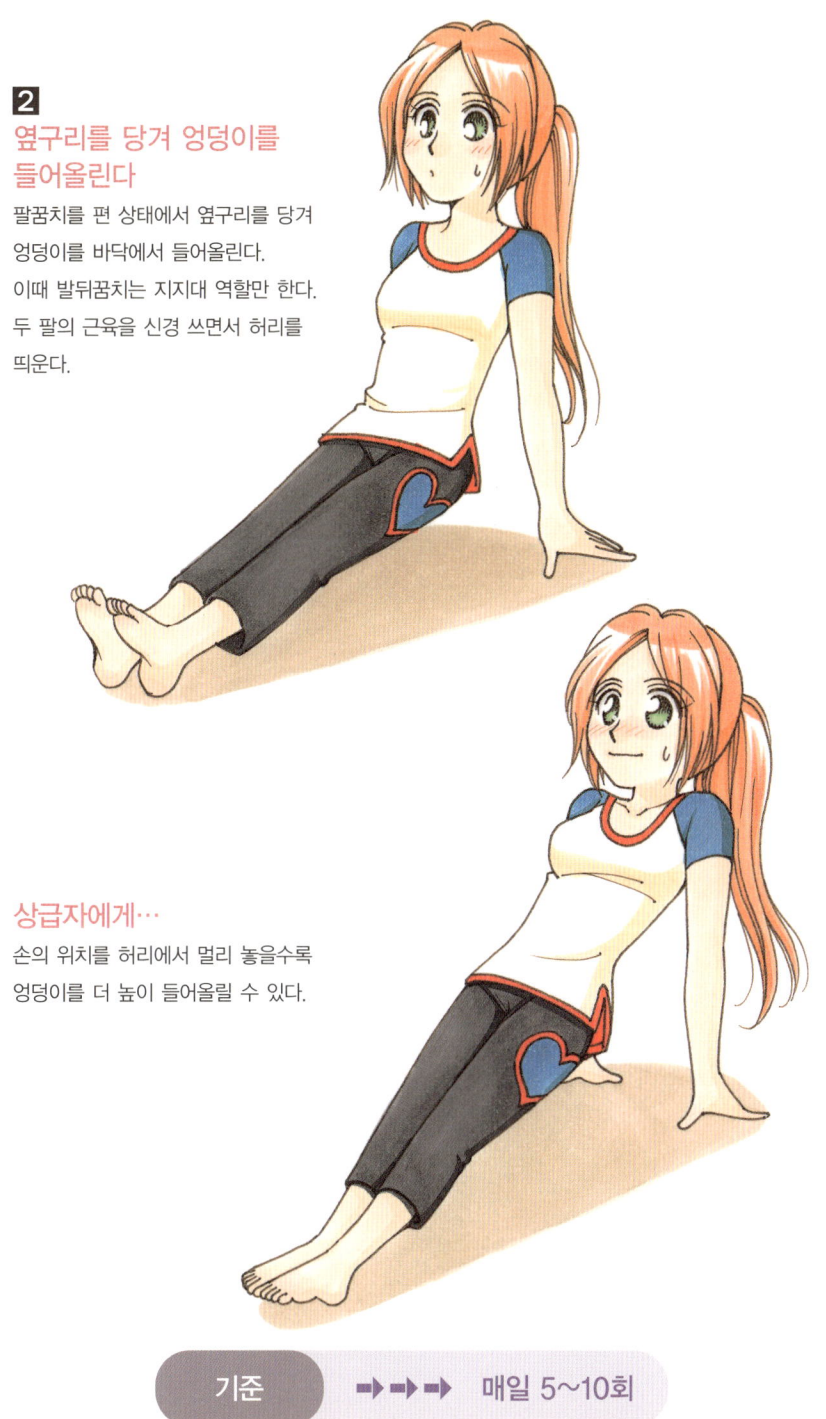

기준 ➡➡➡ 매일 5~10회

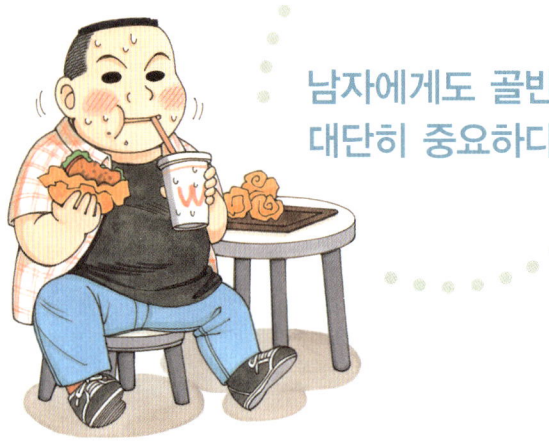

남자에게도 골반은 대단히 중요하다!

사람들은 골반 하면 여자를 떠올리지만 골반은 남자에게도 매우 중요한 골격이다. 비만인 남성들을 살펴보면 골반이 바르지 못해서 살이 찌는 사람도 있다. 그런 상태에서 '과식'과 '운동부족'이 계속되면 어떻게 될까? 근육이 쇠약해진 골반은 줄곧 열린 상태를 유지할 테고, 그렇게 되면 수분의 배출이 원활하지 않아 여분의 수분이 모이면서 장이 냉해진다. 몸이 차가워지면 혈액순환에 장애가 오기 때문에 기초대사율이 떨어지고, 음식을 섭취해도 소화가 되지 않고 지방으로 축적된다. 사실 남자 중에는 밖으로 드러나지 않아서 그렇지 냉증인 사람이 많다. 그러므로 골반을 바로잡아 신진대사를 향상시켜주는 '흔들흔들 운동'은 남자에게도 큰 도움이 된다.

7

골반이 비뚤어지면
살이 빠지지 않는다

열심히 다이어트를 해도 꾸준히 노력하지 않으면 의미가 없다.
건강미 넘치는 볼륨 있는 몸매를 얻기 위해서는
골반이 수행하는 역할을 잘 이해하고 있어야 한다.
겉으로 볼 때는 멀쩡해 보여도 당신의 비뚤어진 골반은
지금도 몸속에서 흔들흔들 영역을 만들고 있는지도 모른다.

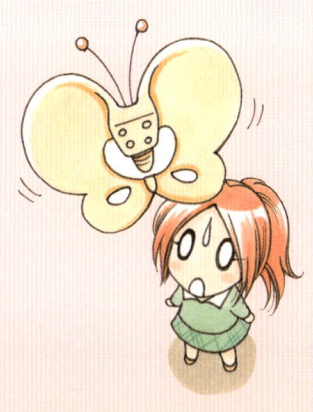

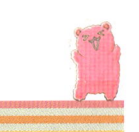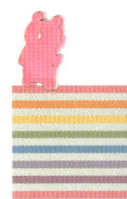

골반을 깨우자

♥ 중요한 것은 '가동성(可動性)' 좌우 골반의 불균형을 바로잡자!

골반이란 엉덩이를 형성하는 3개 뼈를 가리키는 총칭으로, 등뼈 바로 아래에 있는 '선골'과 거기에서 양쪽으로 퍼져 있는 2장의 '장골'로 이루어져 있다. 장골은 엉덩이에 입체감을 주는 좌우 뼈이다. 대장과 소장 같은 골반 안에 있는 장기를 보호하는 역할을 담당하기도 한다. 한편, '선골'은 신체 중앙에 있어서 우리 몸을 조절하는 데 있어 중심이 되는 뼈다. 면과 면이 접촉하듯이 연결되어 있는 선골과 장골이 원활하게 움직여야 골반의 가동역이 넓어진다.

골반에는 24시간 개폐주기와 4주간 개폐주기가 있으며, 특히 4주간 개폐주기는 여성의 생리주기와 일치한다. 배란에서 생리 시작 날까지 2주 동안(저조기)은 골반이 서서히 열리고, 생리 시작 날에서 다음 배란까지 2주 동안(고조기)은 골반이 서서히 닫힌다. 24시간 주기는 아침에는 골반이 닫히고, 저녁에는 열린다. 이 신체리듬을 머릿속에 잘 기억해두기 바란다. 골반 테스트를 통해 자신이 열리기 쉬운 유형인지 아니면 닫히기 쉬운 유형인지 알아본 다음에 움직임이 좋지 않은 영역을 교정해주는 운동을 실시하면 다이어트할 때 더 큰 효과를 기대할 수 있다.

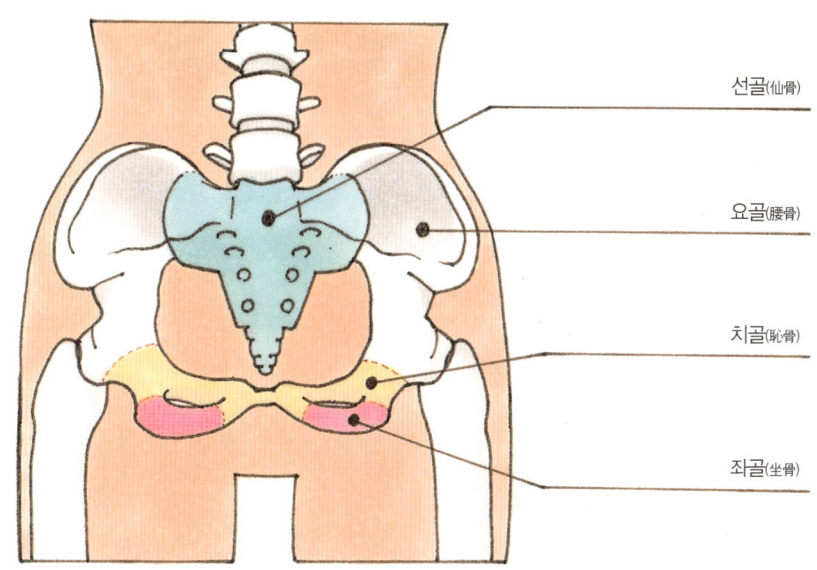

- 선골(仙骨)
- 요골(腰骨)
- 치골(恥骨)
- 좌골(坐骨)

골반주기의 원칙

● **24시간 주기**

아침에는 닫힌다
저녁에는 열린다

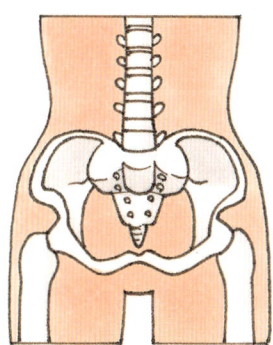 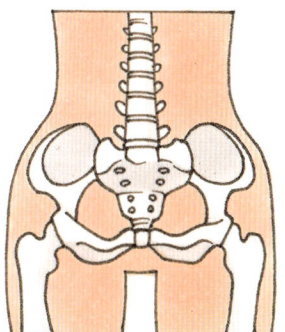

● **4주간 주기**

저조기(배란에서 생리 시작까지 2주 동안)에는 열린다

고조기(생리시작에서 다음 배란까지 2주 동안)에는 닫힌다

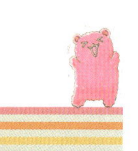 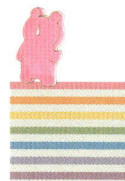

골반이 틀어지는 이유

♥ **골반은 좌우 대칭이어야 한다. 골반이 비뚤어지면 신진대사능력이 떨어진다**

선골과 장골이라는 2종류의 뼈로 이루어진 골반은 주위 근육에 의해서 개폐운동을 한다. 그 근육이 약해지면 골반은 닫히지 못하고 계속 열려 있거나, 좌우 균형이 어긋나게 된다. 이런 상태를 흔히 '골반이 비뚤어졌다'라고 말하지만, 사실 뼈 자체가 비뚤어진 것은 아니다.

골반이 줄곧 열려 있으면, 왜 문제가 될까? 먼저 몸 안의 수분을 원활하게 배출하지 못하여 장 안에 수분이 모이게 된다. 그 수분으로 인해 장이 냉해지면서 혈액의 흐름이 나빠지고, 결국 내장 전체의 혈액순환까지 악화되어 소화흡수가 정상적으로 이루어지지 않는다. 다시 말해 음식을 섭취해도 효율적으로 에너지화하지 못하고 체내에 남아 있게 되어 비만과 체형 변형의 원인이 된다. 그 외에 골반이 비뚤어지는 원인을 살펴보면 바르지 못한 자세를 들 수 있다. 의자에 앉을 때 항상 같은 쪽 다리를 꼬고 앉거나, 가방을 항상 같은 쪽 손으로 들고 다니는 등 일상생활 중에 무의식적으로 행하는 잘못된 습관 때문에 골반이 비뚤어지기도 한다.

이런 상황에서 당신의 골반 상태를 확인할 수 있다

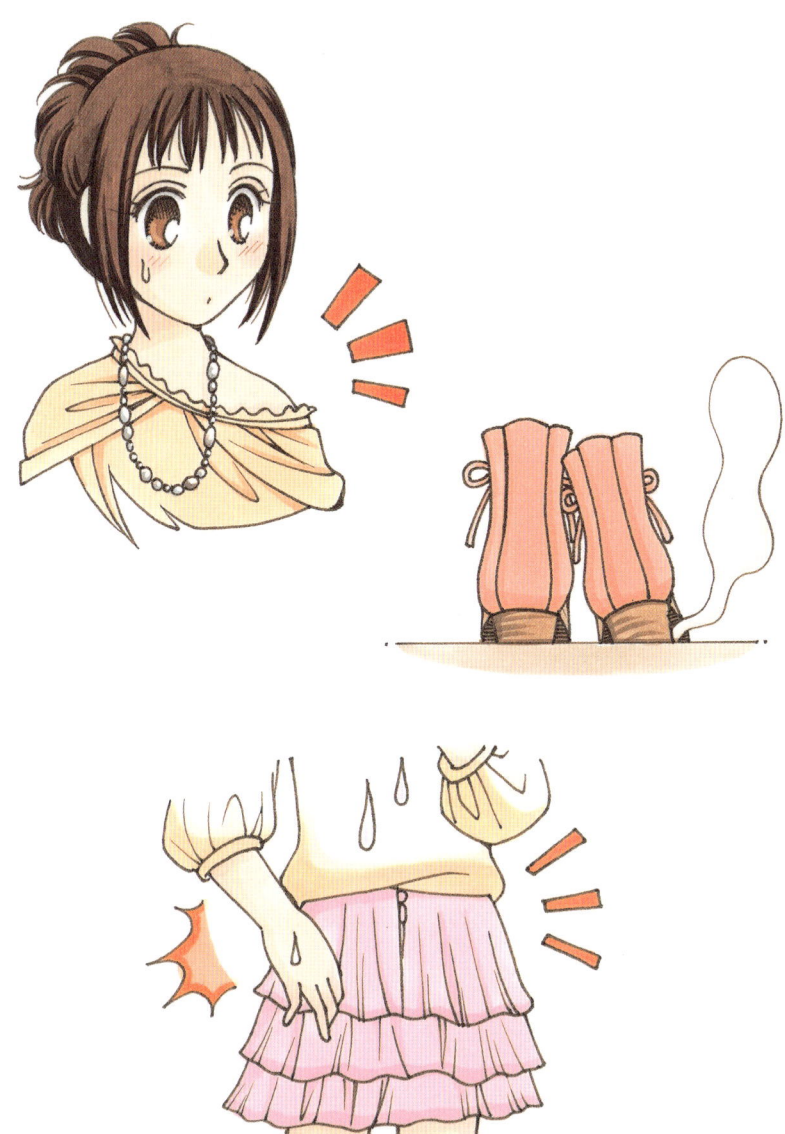

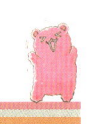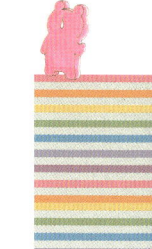

골반이 '열린 유형'이면 어떻게 되는 걸까?

♥ 배설기능이 약하고, 기초대사가 낮아진다

84페이지의 진단에서 골반 닫기 동작이 유연하게 이루어지지 않은 사람은 골반이 열린 유형이다. 골반이 벌어지면 배설기능이 약해져서 불필요한 수분이 몸에 쌓이게 된다. 그 때문에 림프와 혈액의 흐름이 나빠지기도 하고, 몸이 잘 붓거나 하체 비만이 되기도 한다. 혈액순환이 순조롭지 못하면 에너지를 연소하는 기초대사가 저하되어 지방이 연소되기 어렵기 때문에 몸에 지방이 쌓이기 쉬워진다. 골반이 열려 있는 상태는 임산부와 같다. 임산부는 태아를 뱃속에 품기 위해서 골반이 열리는 것이지만, 자세가 나쁘거나 골반이 비뚤어져서 골반이 열리는 경우는 그렇지 않기 때문에 태아가 차지하는 만큼 살이 찔 뿐이다. 기초대사가 저하된 상태에서 엎친 데 덮친 격으로 몸에 지방까지 쌓이는 것이다.

또한 혈액의 흐름이 좋지 않으면 몸 끝까지 혈액이 돌지 않아 냉증이나 어깨 결림과 같은 증상이 나타나기도 하고, 불임의 원인이 되기도 한다. 107페이지에 있는 증상 중 체크한 개수가 많은 사람은 골반이 벌어져 있을 가능성이 높기 때문에 골반 닫기 운동을 중심으로 운동을 실시하기 바란다.

> ## 체크한 개수는 몇 개인가?

check

- ☐ 1. 식사가 끝난 뒤에도, 무언가 더 먹고 싶다.
- ☐ 2. 포만감을 느끼기까지 시간이 걸린다.
- ☐ 3. 소변을 본 뒤에도 개운하지 않고 변비 증상이 있다.
- ☐ 4. 식사량은 적은데 체중이 증가한다.
- ☐ 5. 아랫배가 몰랑몰랑하다.
- ☐ 6. 잠은 쉽게 들지만, 충분히 자고 일어나도 항상 잠이 모자란다.
- ☐ 7. 잠에서 깰 때 한 번에 못 일어난다.
- ☐ 8. 피부가 하얗다.
- ☐ 9. 손발이 차갑다.

★★ 체크 개수

☑ **1~3개**
  골반이 조금 벌어진 유형. 골반 닫기 운동과 열기 운동을 같이 실시하여 균형 있게 개폐운동이 이루어지도록 한다.

☑ **4~6개**
  역시 골반이 벌어진 유형. 골반 닫기 운동을 신경 써서 실시하면서 24시간 골반주기에 맞춰서 골반의 개폐 동작을 바로잡기 바란다.

☑ **7~9개**
  상당히 골반이 벌어진 유형. 24시간 골반주기뿐만 아니라 4주간 주기에도 주의를 기울여 골반 닫기 운동을 중점적으로 실시하기 바란다.

체크한 개수가 많을수록 골반이 벌어졌을 가능성이 높다.

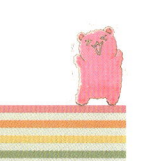 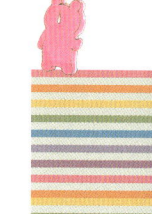

골반이 '닫힌 유형'이면 어떻게 되는 걸까?

♥ 음식물을 섭취해도 잘 흡수되지 않고, 피부가 건조하며 초조함을 자주 느낀다

86페이지의 진단에서 골반을 여는 동작이 유연하게 이루어지지 않은 사람은 골반이 닫힌 유형이다. 골반이 닫혀 있으면 신진대사 과잉 상태가 되어 아무리 먹어도 영양과 지방이 몸에 흡수되지 않고 배출된다. 그래서 먹어도 살이 찌지 않는 '마른 대식가' 타입이 많다. 겉으로 보기에는 말라서 주위의 부러움을 사기도 하지만, 다른 부위는 볼륨 없이 빈약한 반면 아랫배만 볼록 튀어나오는 등 몸매가 균형 잡히지 못한 경우도 있다.

또 체내 수분이 소변으로 배설되는 탓에 수분이 부족하여 피부가 건조해지고, 혈액과 림프액, 땀의 농도가 짙어서 땀 냄새가 유독 강한 경우도 있다. 몸은 항상 긴장 상태로 좀처럼 숙면을 취하지 못하고 뒤척이거나, 초조함을 느낄 때가 많아서 정서가 불안정하다는 인상을 심어주기 쉽다.

골반이 닫혀만 있으면 좋지 않다. 골반의 개폐운동이 유연하게 이루어질 수 있도록 골반을 바로잡아 몸과 마음에서 긴장을 풀어주자. 109페이지에 있는 증상 중에 체크한 개수가 많을수록 당신의 골반은 닫혀 있을 가능성이 높기 때문에 골반 열기 운동을 중심으로 운동을 실시하기 바란다.

> ## 체크한 개수는 몇 개인가?

check

- ☐ 1. 언제나 입이 궁금하다.
- ☐ 2. 먹어도 좀처럼 포만감을 느끼지 못한다.
- ☐ 3. 과식을 하면 배변 횟수가 늘어난다.
- ☐ 4. 체중의 변화가 심하다.
- ☐ 5. 아랫배가 딱딱하다.
- ☐ 6. 쉽게 잠들지 못하고, 숙면을 취하지 못한다.
-    7. 아침 일찍 잠에서 깨어난다.
- ☐ 8. 피부가 검은 편이다.
- ☐ 9. 발에 땀이 나고, 땀 냄새가 강하다.

★★ 체크 개수

☑ **1~3개**
당신은 골반이 조금 닫힌 유형. 골반 열기 운동과 닫기 운동을 같이 실시하여 균형 있게 개폐운동이 이루어지도록 한다.

☑ **4~6개**
당신 역시 골반이 닫힌 유형. 골반 열기 운동을 신경 써서 실시하고 24시간 골반주기에 맞춰서 골반의 개폐 동작을 바로잡기 바란다.

☑ **7~9개**
당신은 상당히 골반이 닫힌 유형. 24시간 골반주기뿐만 아니라 4주간 주기에도 맞춰서 골반 열기 운동을 중점적으로 실시하기 바란다.

체크한 개수가 많을수록 골반이 닫혀 있을 가능성이 높다.

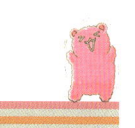

골반 + 견갑골의 개폐동작이 원활해야 한다!

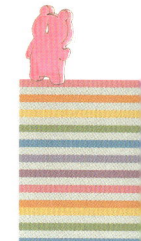

골반 + 견갑골이 열린 경우

견갑골과 골반은 연동한다.
골반의 움직임을 돕는 견갑골 역시 가동역이 중요하다.
특히 상체 비만이 되고 싶지 않다면 견갑골에 주의를 기울여야 한다.

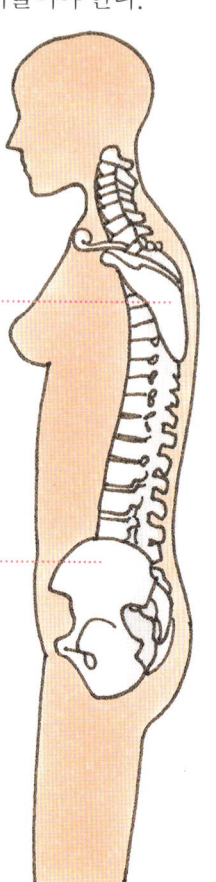

견갑골
견갑골이 열리면 좌우 견갑골의 위치가 벌어지고, 윗부분이 내려간다. 어깨가 약간 움츠린 모양이 되어 앞으로 기울고, 등은 긴장이 풀리면서 넓고 온화한 느낌을 준다.

골반
골반이 열리면 장골이 내려가 앞으로 밀어낸다. 그래서 골반 안에 있는 내장은 편안한 반면, 골반이 감싸고 있는 공간이 넓어지면서 불필요한 지방이 쉽게 붙는다.

골반 + 견갑골이 닫힌 경우

견갑골이 어깨선과 목선, 쇄골을 아름답게 가꾸어준다.
뒷모습이 빛나는 미인이 되려면 골반의 개폐운동을 도와주는 견갑골이 원활하게 움직여야 한다.

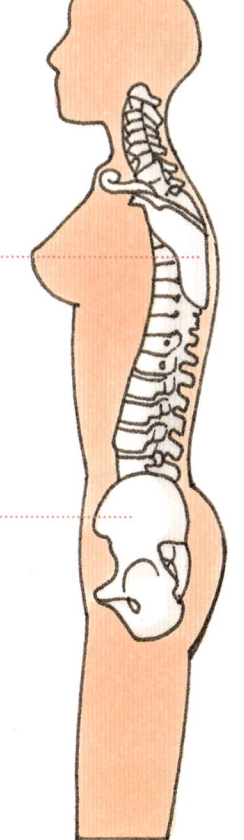

견갑골
견갑골이 닫히면 좌우 견갑골이 서로 가까워지고,
흉부가 벌어진다. 등이 곧게 뻗은 상태가 되어
등이 날씬한 느낌을 준다.

골반
골반이 닫히면 장골이 등 쪽으로 들려올라가고, 등이
완만하게 아름다운 S자 모양이 된다. 그러면서
허리 주위에 여분의 지방이 쌓일 만한 공간이 사라진다.

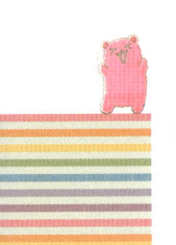
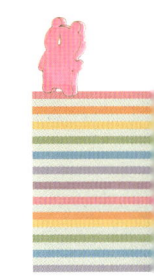

exercise

견갑골을 열고 닫는 자세

견갑골을 닫는 자세 – 팔꿈치 붙이기

견갑골이 계속 열린 상태로 있으면 림프의 흐름이 악화되기 때문에 쉽게 몸이 붓는다.

견갑골 닫기 자세를 통해 등을 날씬하게 만들어서 목선과 어깨선이 아름다운 미인이 되자!

위를 보고 누워서 두 팔의 팔꿈치를 허리 옆에 붙인다

팔꿈치를 90도가 되게 구부린 다음 허리 옆에 딱 붙인다. 팔꿈치와 손등이 바닥에서 떨어지지 않도록 주의한다. 손바닥은 위를 향하고 어깨에서 힘을 뺀다.

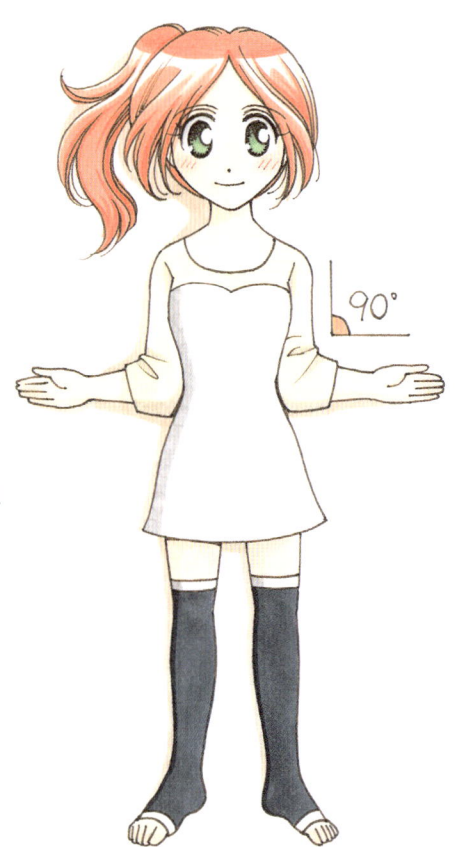

견갑골을 여는 자세 - 팔꿈치 올리기

견갑골이 계속 닫힌 상태로 있으면 근육이 항상 긴장하고 있기 때문에 두통과 어깨 결림 증상이 발생한다.
견갑골 열기 자세를 통해 긴장을 풀고 몸을 편안하게 이완시키자!

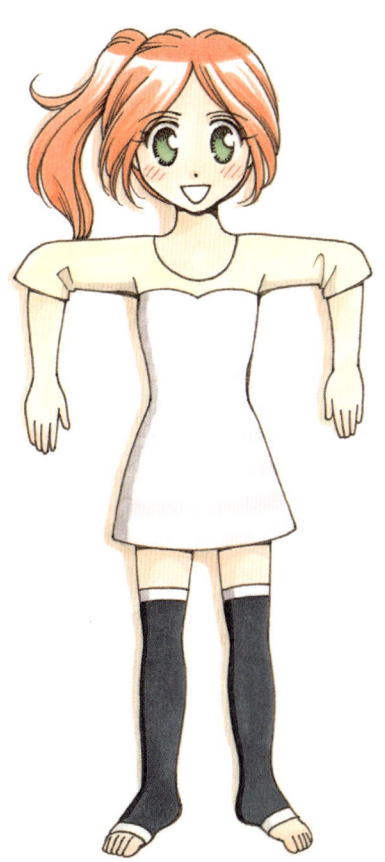

위를 보고 누워서 두 팔의 팔꿈치를 어깨 높이로 들어올린다

팔꿈치를 90도가 되게 구부린 다음 어깨 높이까지 들어올린다. 팔꿈치와 손바닥은 지면에서 떨어지지 않게 딱 붙인다. 손바닥은 지면을 향하게 하고 어깨에서 힘을 뺀다.

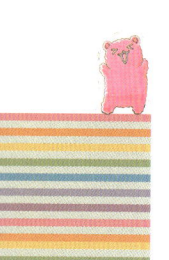
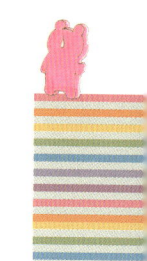

exercise

골반 + 견갑골 열고 닫는 자세

골반 + 견갑골을 닫는 자세 – 팔꿈치 붙이고 다리 접기

견갑골과 골반을 동시에 닫을 수 있는 자세이다.

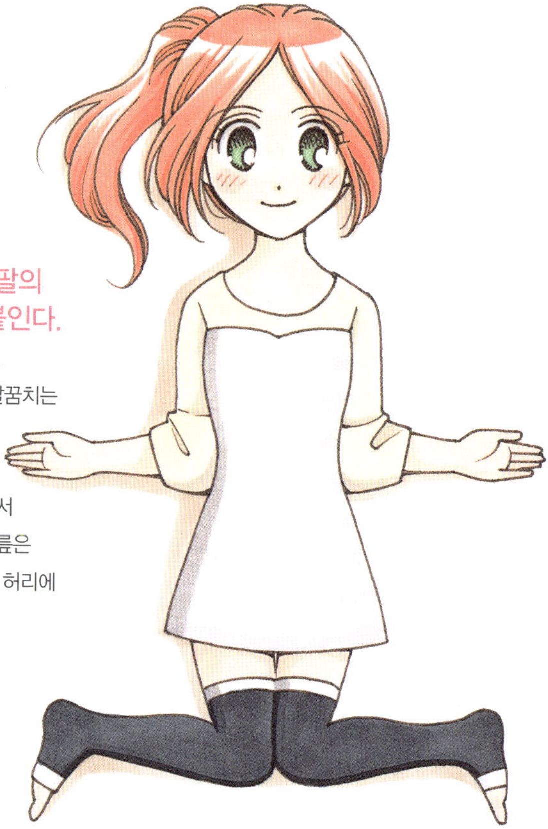

위를 보고 누워서 두 팔의 팔꿈치를 허리 옆에 붙인다. 다리는 M자로 접는다.

옆구리를 허리에 딱 붙이고, 팔꿈치는 90도가 되게 구부린다.
손바닥은 위로 향하고, 팔꿈치와 손등, 무릎이 바닥에서 떨어지지 않도록 수의한다. 무릎은 가능한 한 모으고, 발뒤꿈치가 허리에 가까이 오도록 끌어당긴다.

골반 + 견갑골을 여는 자세 – 팔꿈치 올리고 무릎 벌리기
견갑골과 골반을 동시에 열 수 있는 자세이다.

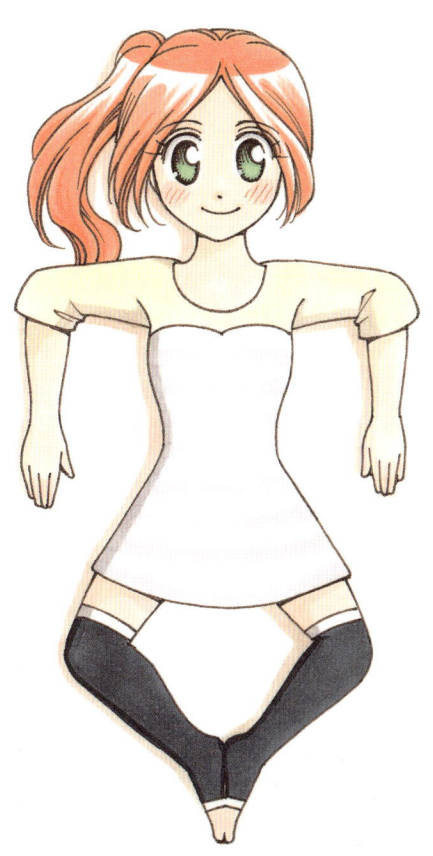

위를 보고 누워서, 두 팔의 팔꿈치를 어깨 높이로 들어올린다. 발바닥을 마주대고 양쪽 무릎을 바깥쪽으로 벌린다.
양쪽 팔꿈치는 90도가 되게 구부리고, 어깨 높이로 올린다. 발바닥을 마주 대고 무릎을 바깥쪽으로 벌린다. 팔꿈치와 손바닥, 무릎이 바닥에서 떨어지지 않도록 주의한다. 손바닥은 지면을 향하게 한 다음 어깨에서 힘을 뺀다.

스트레스는 다이어트의 적이다

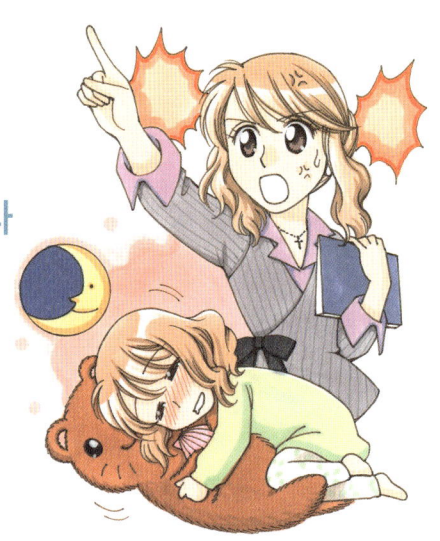

음식과 운동부족, 바르지 못한 자세가 신체 구조나 근육, 골격과 깊은 관계가 있다는 사실은 누구나 충분히 예상할 수 있다. 그런데 스트레스 역시 지방과 골반의 불균형에 큰 영향을 미친다는 사실은 모르는 사람이 많다. 정신적인 긴장은 근육을 경직시켜 골반의 가동역을 좁아지게도 한다. 스트레스에 대한 반응으로 근육을 감싸고 있는 근막이 늘어지거나, 지방을 제대로 연소시키지 못하여 셀룰라이트가 형성되기도 한다. 스트레스는 마음뿐만 아니라 몸에도 큰 부담을 주기 때문에 스트레스를 풀어주는 것이 매우 중요하다. 그러니 다이어트도 긴장하지 말고 즐겁게 즐기면서 실시하자!

일상생활 속에서 볼륨 있는 몸매 가꾸기

흔들흔들 영역을 제거하고 골격을 바로잡기 위해
일상생활에서 간단하게 실행할 수 있는 여러 방법이 있다.
편하고 효율적으로 이상적인 몸매를
계속 유지할 수 있는 방법을 알아보자.
'흔들흔들 운동'과 골반체조를 평소 생활하면서
자연스럽게 실시할 수 있을 것이다.

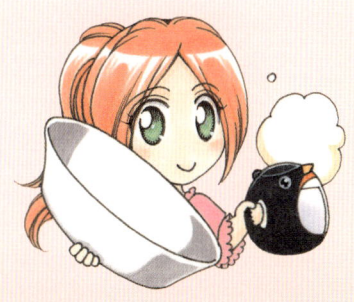

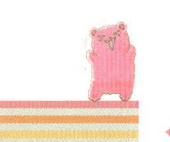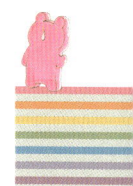

식사할 때 주의 사항

♥ 따뜻한 음식부터 먹고, 저녁에 탄수화물 섭취는 NG!

골반은 직장과 같은 소화와 관련된 내장을 감싸고 있으므로, 식생활과도 밀접한 관계가 있다. 건강한 식생활을 위해 식습관을 24시간 주기와 4주간 주기인 골반의 개폐리듬에 맞추는 것이 좋다. 특히 골반은 해가 뜨고 지는 시간 축을 따라서 움직이기 때문에 밥과 파스타 등의 탄수화물은 해가 진 뒤 1, 2시간 이내에 섭취하는 것이 바람직하다. 이것은 탄수화물을 소화하는

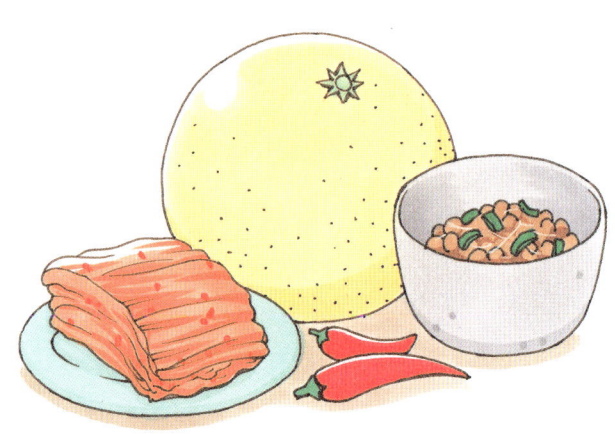

골반이 열린 유형에게 적합한 식재료
노폐물의 배출과 지방연소에 효과적인 식재료
그레이프 후르츠, 청국장, 고추, 김치 등

데 약 12시간 정도가 걸리기 때문이다. 그래서 내장이 휴식을 취하는 시간에, 즉 해가 진 뒤에 탄수화물을 섭취하면 내장에 부담을 주게 되고 결국 소화가 되지 않아 몸에 남아 있게 된다.

식사할 때 따뜻한 음식을 먼저 먹으면, 내장의 소화흡수력이 향상된다. 동양인의 장은 가늘고 길어서 소화하기 어려운 쇠고기와 같은 육류가 장에 오랫동안 머물러 있으면, 장내세균인 악옥균(惡玉菌)이 장 안에 증가하여 활성탄소가 대량으로 발생한다. 우리 몸에 나쁜 영향을 미치는 활성탄소는 노화 방지의 큰 적이며, 나아가 암의 원인이 되기도 한다. 원활한 소화흡수는 건강과 미용의 기본이다. 같은 양을 먹어도 사람에 따라서 살이 더 찌는 이유는 소화력의 차이이다. 현명한 식생활을 통해 몸 안에 노폐물이 쌓이지 않게 하자.

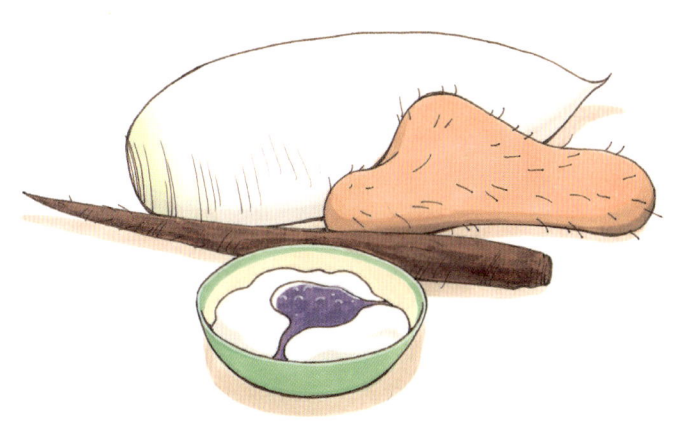

골반이 닫힌 유형에게 적합한 식재료
체액 농도를 낮추고, 몸을 알카리화해 주는 식재료
무, 참마, 우엉, 요구르트 등

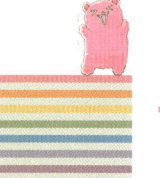
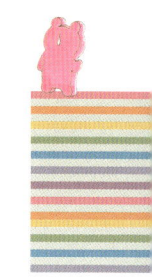

속옷 선택할 때 주의 사항

♥ 혈액순환을 악화시키고, 몸을 조이는 속옷은 NO!

몸 여기저기에 생긴 흔들흔들 영역을 고정하기 위해 바디슈트와 같은 조이는 속옷을 입는 사람이 있다. 그러나 조이는 속옷은 흔들흔들 영역에 적합하지 않다. 골반이 틀어진 탓에 이미 혈액의 흐름이 원활하지 못한 상태에서 기초대사의 저하로 축적된 지방을 조이기까지 하면 혈액순환은 더욱 악화되기 때문이다. 그뿐만 아니라 흔들흔들 영역의 자각을 방해해서 근막을 느슨하게 만들고 지방연소를 촉진하는 몸속 네트워크에서 점점 멀어지게 만든다.

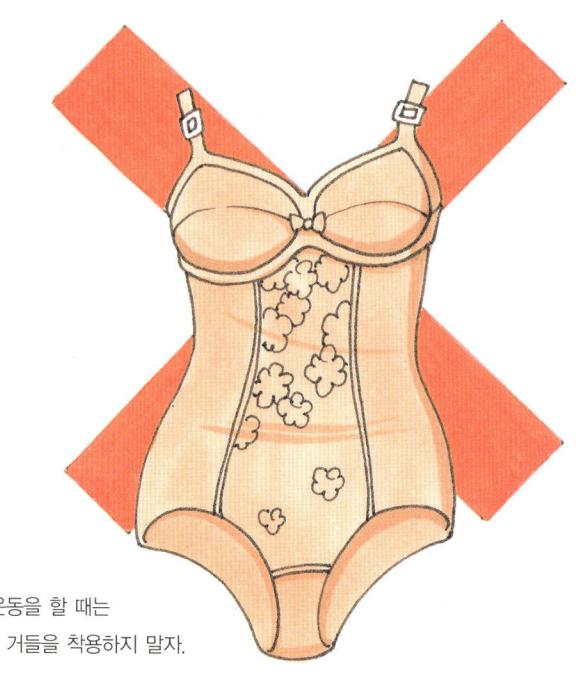

흔들흔들 운동을 할 때는
바디슈트와 거들을 착용하지 말자.

그렇다고 해서 단순하게 헐거운 속옷을 입으라는 의미는 아니다. 지나치게 조이지 않고, 지나치게 헐겁지 않은, 몸에 딱 맞는 크기의 속옷을 골라야 한다. 특히 하의 속옷을 잘못 선택하면 냉증과 혈액순환 불량의 원인이 되기도 하므로, 속옷을 입고 몸을 흔들어 봤을 때 위화감이 느껴지지 않는 속옷을 고르도록 하자.

배의 앞 중앙에는 몸의 균형을 조절하는 '단전'이 있다. 엉덩이 뒤쪽에는 골반의 개폐운동을 도와주는 '선골'이 있다. 요즘은 밑위길이가 짧은 옷이 많은데, 멋을 내더라도 냉증으로 인한 혈액순환 불량 때문에 기초대사가 저하되지 않도록 주의하자!

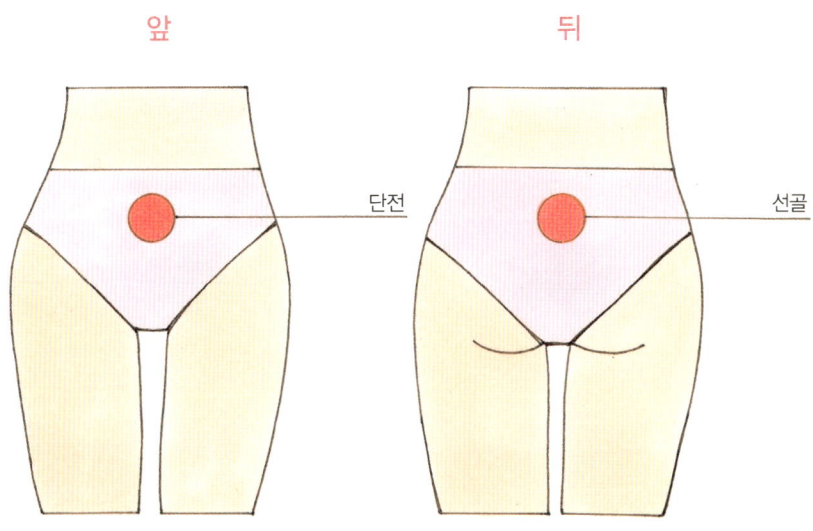

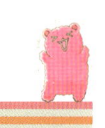
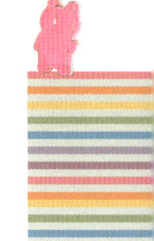

건강과 다이어트에 좋은 입욕법 ①

♥ 부분욕으로 대사를 향상시킨다!

몸이 차가워지면 무엇이 문제일까? 체온이 1도 내려가면 면역력은 25%가 떨어진다고 한다. 또한 기초대사가 저하되면 지방이 축적되고, 냉증은 몸을 붓게 하거나 어깨 결림과 요통 등의 원인이 되기도 한다. 전신욕으로 몸을 따뜻하게 하는 방법도 있지만, 부분욕으로도 충분히 그 효과를 얻을 수 있다. 피의 흐름을 촉진시키고, 혈액과 림프의 순환을 향상시켜 기초대사를 높여주는 부분욕을 즐겨보자!

입욕할 때 주의사항

1. 물의 온도는 45~47도
2. 사람마다 뜨거움을 느끼는 온도는 다르기 때문에 자신의 체감온도를 기준으로 삼는다
3. 몸이 식지 않게 티셔츠와 수건을 활용한다(부분욕은 반드시 전신욕 전에 실시한다. 몸이 물에 한 번 젖으면 한기가 들므로 부분욕을 할 생각이라면 손과 발의 끝에서부터 실시한다)
4. 욕조의 물이 식지 않게 뜨거운 물을 부어준다

각탕

냉한 골반 주위를 집중적으로 따뜻하게 해준다

각탕은 발끝, 무릎에서 전해지는 열기가 자궁과 난소, 직장 등 골반 안에 있는 내장기관을 따뜻하게 해준다. 배가 묵직하거나 설사, 허리 냉증, 생리통에 효과적이다.

기준 ➡ 5~15분간

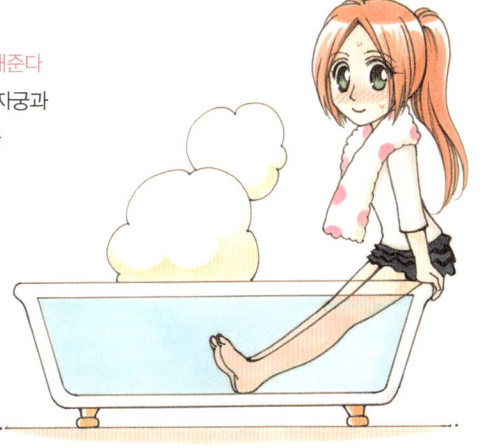

요탕

**두피와 얼굴에서부터 발끝까지
몸 전체의 대사가 향상된다**

요탕은 몸 전체의 대사를 향상시켜주며, 특히 냉증의 원인인 말초순환장애를 개선시켜준다. 온몸으로 땀을 흘리면 몸 안의 노폐물이 자연스럽게 땀과 함께 배출된다. 짧은 시간 안에 대사가 좋아지므로 폐와 심장에 부담을 적게 준다. 피로회복은 물론, 생리통, 어깨 결림, 편두통에 효과적이다.

기준 ➡ 5~15분간

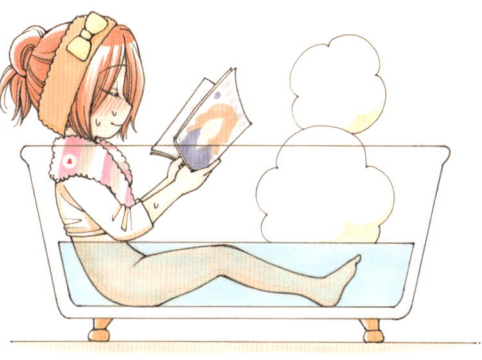

좌탕

발한과 이뇨작용에 도움을 준다

엉덩이를 물에 담그는 좌탕은 몸 안의 독소를 몸 밖으로 배출시키는 디톡스 효과가 있다. 예민한 사람이나 방광염과 신장질환, 성적불감에도 효과적이다.

기준 ➡ 5~15분간

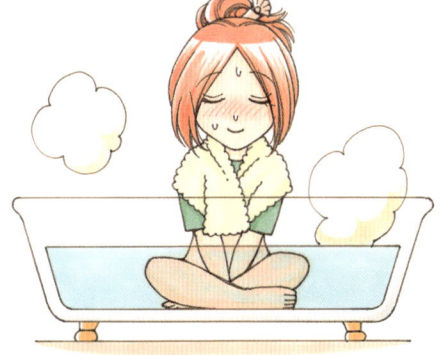

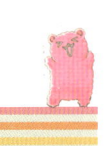
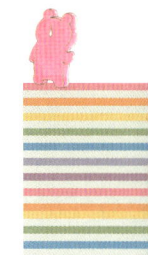

건강과 다이어트에 좋은 입욕법 ②

수탕
감기 초기에 진압하기!

손끝은 혈액순환이 잘 안되기 쉬우므로 따뜻하게 해주는 것이 좋다. 따뜻한 물에 손목까지 담그고 손을 오므렸다가 펴는 동작을 반복하면 혈액순환이 더욱 활발해진다. 한기가 느껴지고 감기에 걸린 듯한 느낌이 들 때, 수탕을 하면 한기를 누그러뜨려 준다.

기준 ➡ 2~3분간

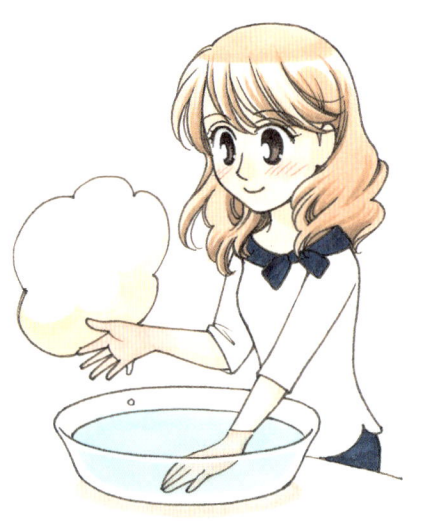

완탕
피부를 섬세하고 아름답게 만들어준다

팔꿈치부터 손끝까지 따뜻하게 해주면, 자율신경이 집중되어 있는 목덜미 연결 부위에 바로 영향을 미친다. 그러면 어깨 결림과 신경의 긴장이 완화되고, 피부가 거칠어지고 건조해지는 것을 막을 수 있다.

기준 ➡ 2~3분간

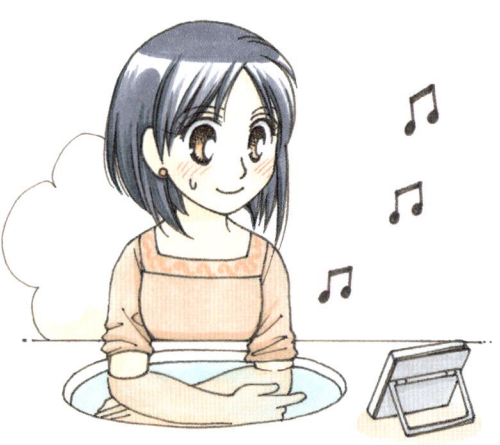

팔꿈치탕
눈과 뇌의 피로를 풀어준다

눈과 팔이 피곤하면 팔꿈치가 차가워진다.
이때 젖산이 축적되기 쉬운 팔꿈치 관절을
따뜻하게 해주면 혈액순환이 좋아진다.
뇌에 모여 있는 혈액도 흐름이
좋아지므로 눈이 피로해서 잠이
안 올 때 해주면 도움이 된다.

기준 3~5분간

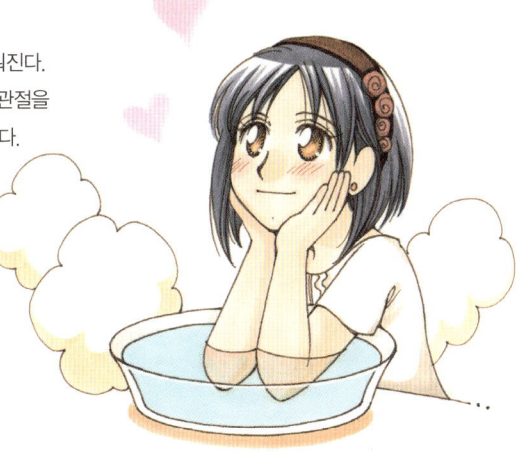

족탕
부은 다리를 가라앉혀준다

발목에서부터 발바닥에
걸쳐서 신장, 간장, 비장의 경로와
경혈이 있고, 특히 신장은 수분 조절과
배설 기능이 있기 때문에 족탕을 하면
다리의 붓기를 제거하는 데 효과가 있다.
두 다리가 붉은 기를 띠면 다리에
혈액이 모였다는 의미이다.

기준 ➡ 2~3분간

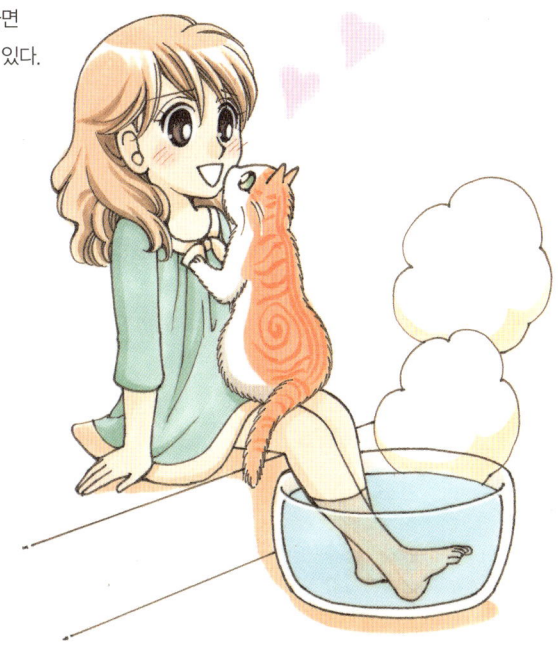

> 에필로그

잠자기 전 5분 '흔들기 다이어트'로 예뻐지자!

책을 읽으며 시간과 장소의 구애 없이 동작이 간단한 반면, 효과는 매우 뛰어난 '흔들흔들 운동'을 해보았는가?

'흔들흔들 흔들기 다이어트'는 다이어트를 꾸준히 실천하지 못하는 사람들을 위한 다이어트법으로 하루에 30초만 할애하면 누워서 힘들이지 않고 살을 뺄 수 있다.

몸을 흔들기만 해도 다이어트가 된다는 사실을 믿지 못하는 사람도 이 책을 읽고 셀룰라이트를 비롯해 근육과 골반이라는 신체구조를 이해하면, '흔들흔들 흔들기 다이어트'가 좋은 이유를 깨달을 수 있을 것이다.

'흔들흔들 흔들기 다이어트'는 단순히 살을 빼는 것이 목적이 아니라, 건강미 넘치는 아름다운 몸매를 만드는 것이 목적이다.

그리고 무리할 필요 없이 본디 우리 몸이 지니고 있는 기능을 최대한 발휘할 수 있게 하여 살을 빼는 다이어트법이다.

'흔들흔들 운동'은 생각날 때 언제, 어디서나 바로 할 수 있으므로, 아무리 바빠도 하루 중 언제라도 좋으니 잠깐 짬을 내어 실천해 보자.

몸을 흔들어 신진대사력을 증가시키고 건강하면서도 섹시하고 아름다운 몸매를 만들 수 있을 것이다.

데라카도 다쿠미

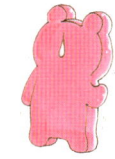